倆人按摩+伸展操
健康寶寶應孕而生

いいだ整骨院、針灸院、いいだ脊骨神經醫院院長
原 幸夫 監修

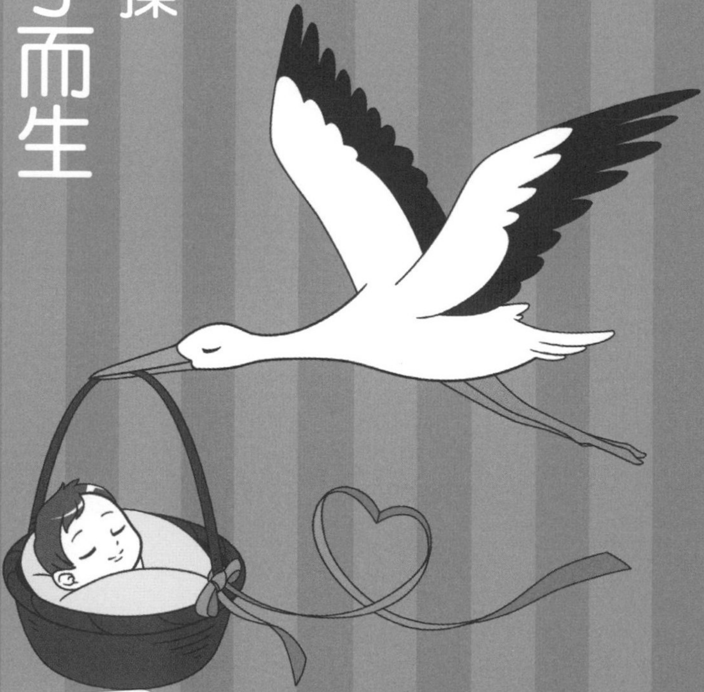

瑞昇文化

前言

這本書幾乎不會談論到一般性的不孕症。市面上有許多關於不孕症方面的書籍，所以不孕症的問題就交由其他的書籍來敘述、說明，本書要教導大家的是以※整合醫學（Holistic）調整身心的方法。

我們的身體原本就具有療癒身體的力量。那種力量稱為自然療癒力（Vis medicatrix naturae）、體內動態平衡（Homeostasis），疾病的治療靠的就是這股力量，不論人類的技術如何施展，只要失去了這股力量，疾病就無法治癒。另外，我們能夠健康地活著也可說是全憑這股力量。換言之，那股力量就是幫助我們生存的力量。那股力量能夠擊退我們生活周遭的無數細菌及病毒，幫助我們預防疾病，同時，還能夠幫助調節掌控女性身體狀態的2種荷爾蒙並調整生理周期。人類之所以能夠活著，全都是因為那股莫大的能量。

基本上，受孕、生產的能力都源自於健康。也就是說，只要身體狀態良好，就能夠提高受孕力、生產力。所以除了身心之外，我們也應該調整生活環境，藉此促進身體

※整合醫學…使心靈和身體協調的醫療方法。

的健康。那就是通往懷孕、生產的最佳捷徑。就從妳所感受到的肩膀僵硬、※全身不適（General malaise）、虛冷、腰痛、頭痛……等種種不良的身體狀態開始改善吧！藉由身體狀態的改善，迎向更健康且更豐富的人生。

首先，請先試著從頭部開始逐步移動至身體。改善方法的重點就在這本書裡面。可是，千萬不要因為如此就囫圇吞棗、盲目地實施本書的方法，請仔細地感受身體的感覺，注意與身體之間的對話（傾聽身體），打造（創造）出適合自己的良好體態。這樣一來，妳就能找回自己對身體的信賴。

接受不孕治療的女性，在身心雙方面都會受到相當大的磨難，男性方面的心理負擔也相當地大。壓力也會對荷爾蒙帶來極大的影響，所以壓力的消除是相當重要的一大環節。

祈求送子鳥造訪的這一天早日來臨。

いいだ整骨院、針灸院／いいだ脊骨神經醫院　原　幸夫

※全身不適…感覺身體有種不確定的不適感，卻找不到器質性疾病的狀態。

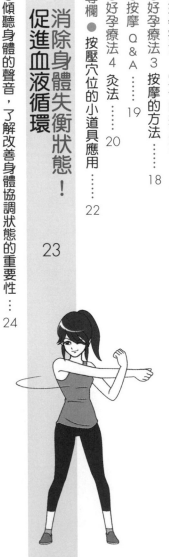

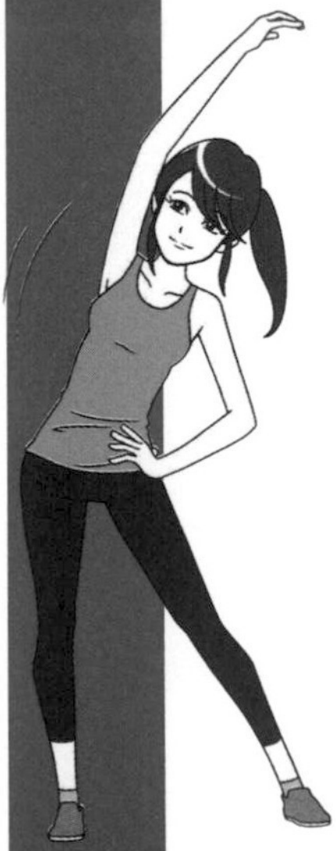

第2章 消除虛冷！提高基礎體溫 47

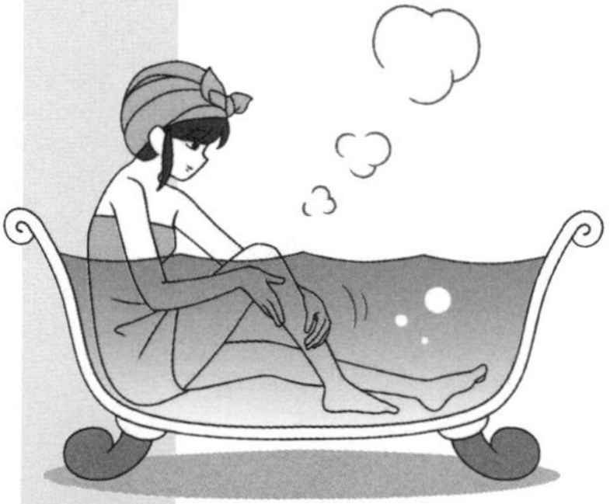

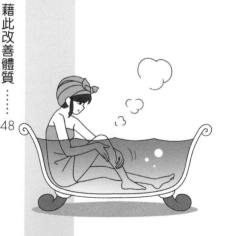

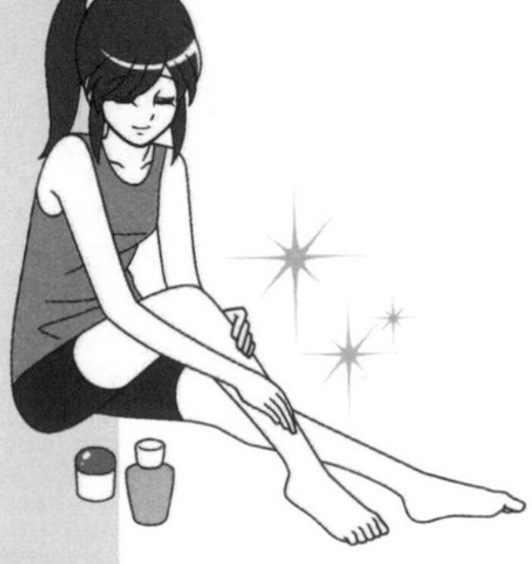

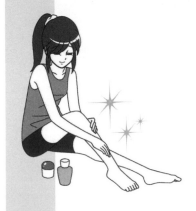

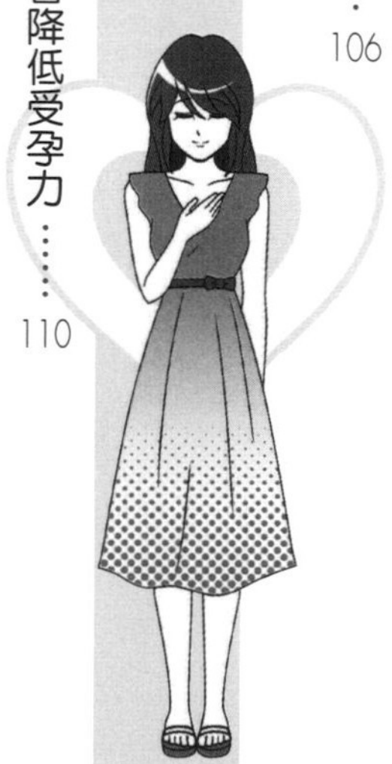

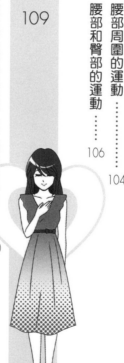

第5章 消除不快！珍惜對另一半的關懷

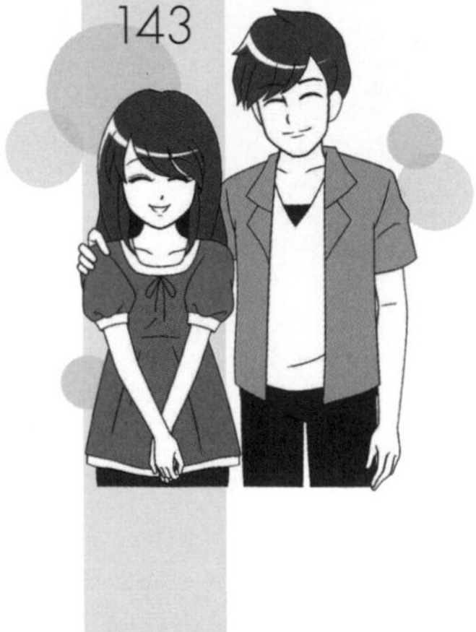

第6章 消除煩惱！不要羞於啟齒

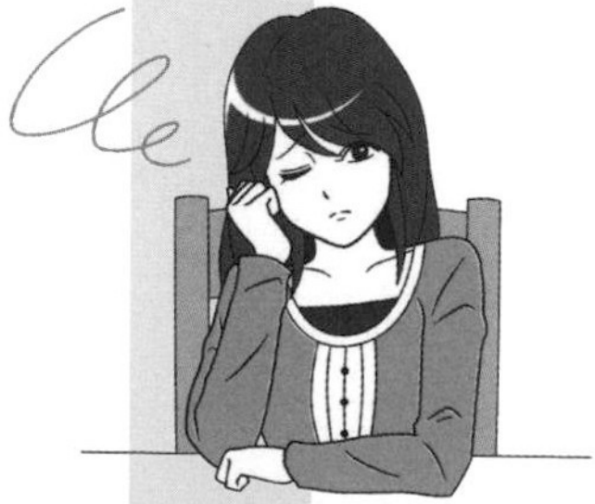

第7章 有利男性！按摩法 191

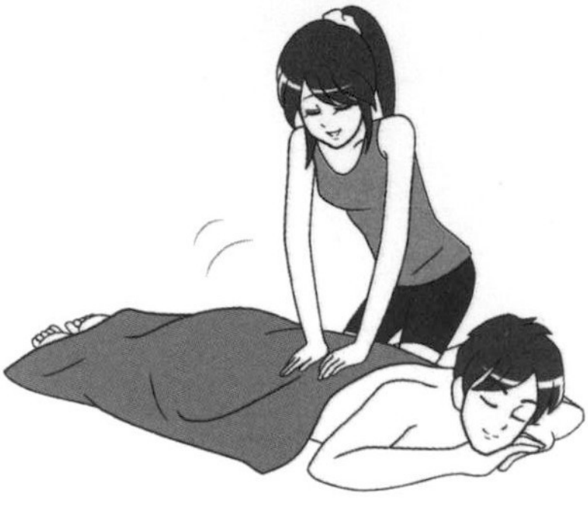

序章

展開好孕療法

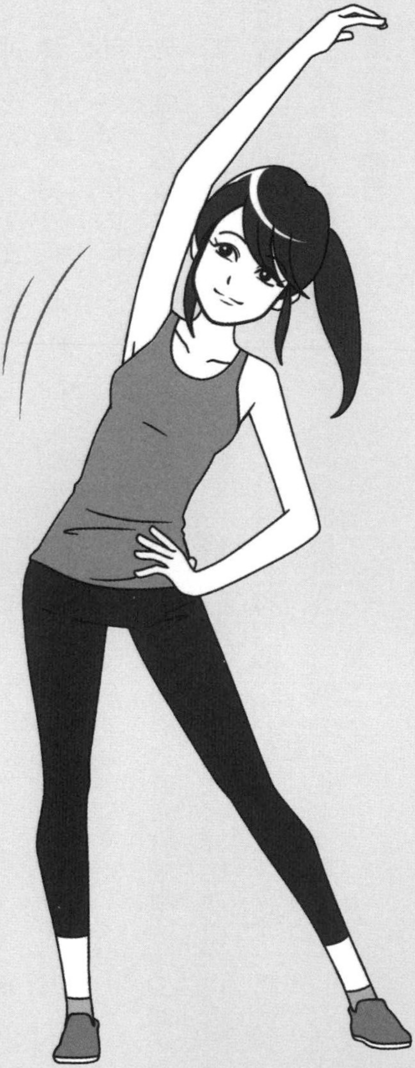

身體虛冷、
身體狀態失衡…等，
都是造成不易受孕的原因。
只要加以調整
身體的狀態，
就能夠促進血液循環，
同時，確實地
提高受孕力。

重新檢視生活習慣的時機就是現在！提高受孕力，召喚身體與心靈的幸福

明明知道越接近高齡就越不容易受孕，或是高齡懷孕會對身體造成負擔，卻還是成天埋首於工作或家事，結果哪天突然想要有孩子時，卻一直遲遲沒有好消息……像這樣真切感受到懷孕並不容易的人應該不少。

那麼，不容易懷孕的原因是什麼呢？其實一切的原因就歸咎於在不知不覺之間使血液循環變差的生活習慣。例如，運動不足、長時間姿勢不良、偏食、肥胖等原因，全都是妨礙受孕的原因之一。

首先，就先從身體的自我檢視開始吧！例如，如果體脂肪太多，就想辦法減少體脂肪；如果是運動不足，就開始養成運動的習慣，最重要的關鍵就在於使身體恢復成原有的狀態。只要一點一滴地改善體質，與生俱來的力量就一定能夠充分發揮。體質的改善只要透過平日的稍加留心，以及簡單的體操就可以辦到。從今天開始，就以打造好孕體質為目標吧！

＊好孕療法的關鍵

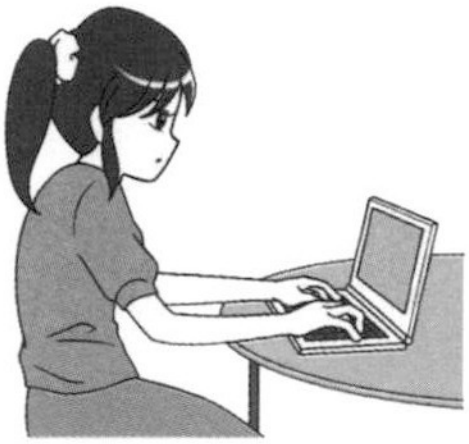

1
矯正身體失衡狀態

如果運動量太少，肌肉就會僵硬，身體狀態也會失衡。活動身體時，身體的可動區域會增加，同時也能消除肌肉僵硬及身體失衡狀態。只要全身的健康狀態變得良好，就能夠提高受孕力。

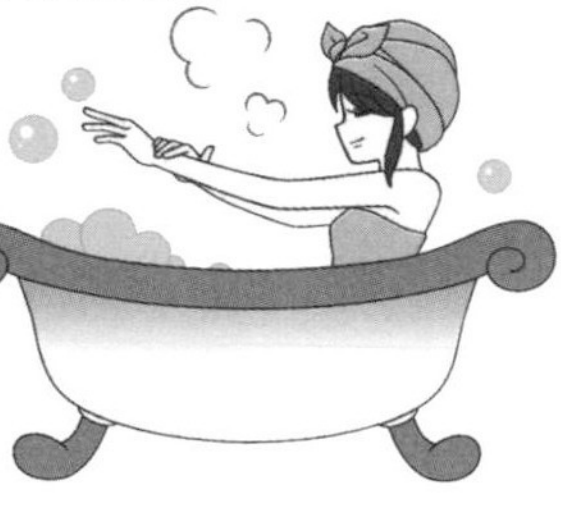

2
提高基礎體溫

肌肉會產生約60%的身體熱度，所以只要活動肌肉，就可以促進血液循環。當溫熱的血液遍及全身之後，子宮和卵巢也會隨之溫熱，同時，也能夠提高受孕力。

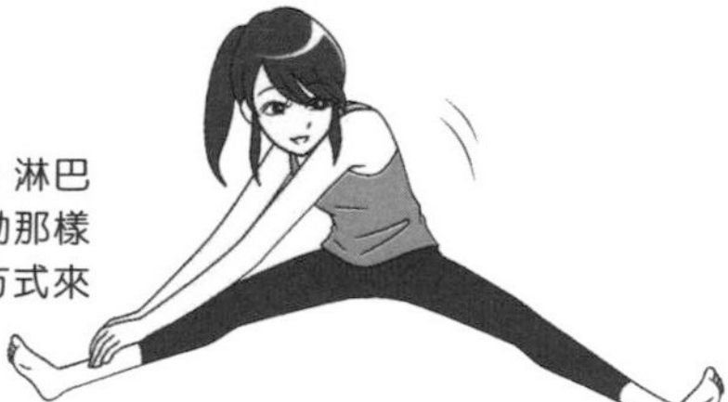

3
促進淋巴的循環

淋巴的作用變好之後，免疫力就會提高。淋巴液和血液不同，由於淋巴沒有像心臟脈動那樣的幫浦作用，所以必須藉由活動肌肉的方式來促進淋巴的循環。

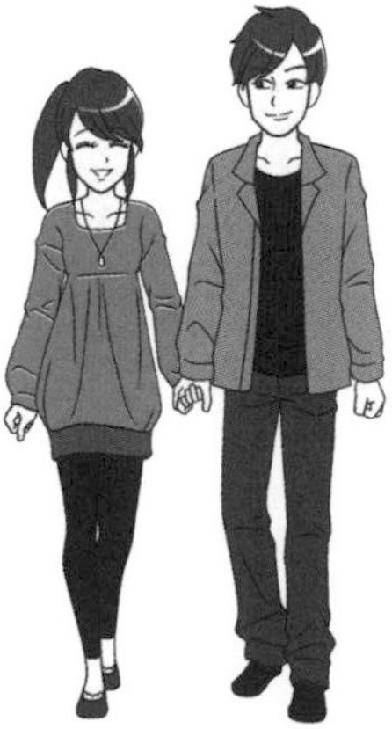

4
消除壓力

壓力會對掌控體溫調節及荷爾蒙分泌等的自律神經帶來不良影響。藉由活動身體、按摩的方式，來減少壓力這個影響受孕的天敵吧！

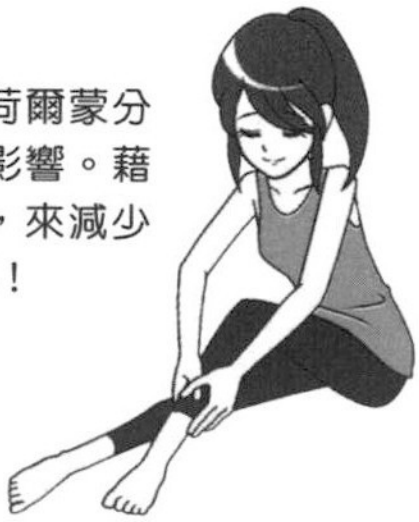

5
對另一半的體貼

對夫妻來說，懷孕是相當重大的事情。因此，必須靠言語來傳達彼此的感覺。體諒對方的情緒、體貼彼此的感覺就是主要關鍵。

好孕療法 1

找穴位的方法

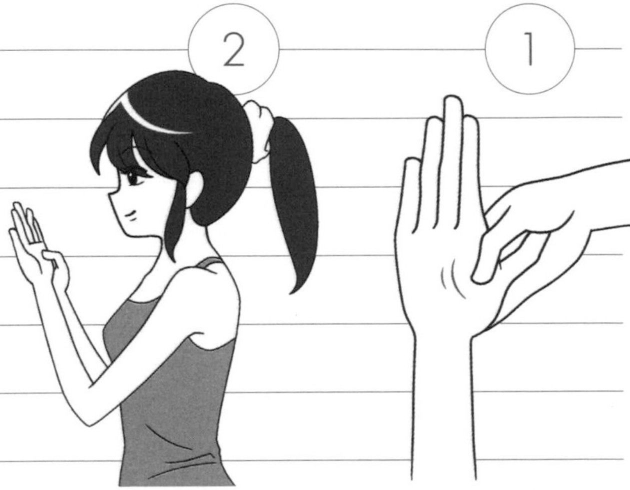

試著找出手掌上的萬能穴位「合谷」。從食指根部沿著骨頭往下移動。

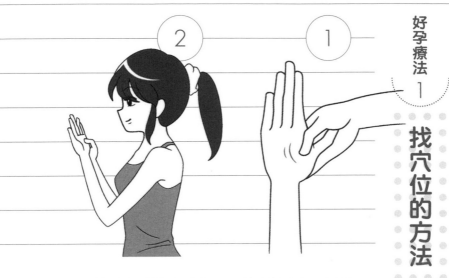

找出食指和拇指的骨頭交會處。交會處略為偏向食指方向的凹陷處就是「合谷」。

＊沿著穴位附近的骨頭，就一定能找到穴位！

肉眼看不見穴位，所以並不知道穴位在哪裡。那麼，該怎麼做才能夠找到穴位呢？最簡單的方式就是沿著骨頭尋找。大部分的穴位都位在骨頭和骨頭之間，或者是凹陷處、邊緣部位。因此，只要能沿著穴位附近的骨頭，就一定能夠找到穴位。

找到穴位之後，就憑著往上壓的感覺，試著按壓穴位的周邊吧！反應最為強烈的部位就是穴位。

另外，按壓穴位時，每個人所感受到的反應各有不同。雖說疼痛的感覺不同，

＊尋找穴位的標準

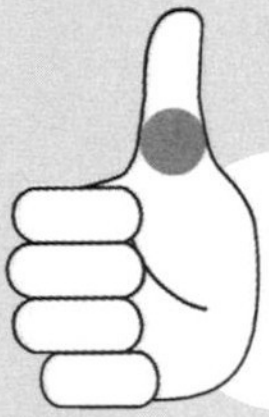

「1指寬」是以拇指最粗的部分為標準。

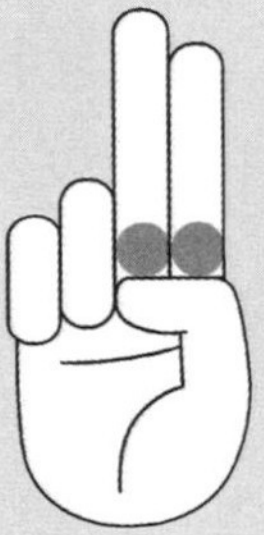

「2指寬」是以食指和中指的寬度為標準。

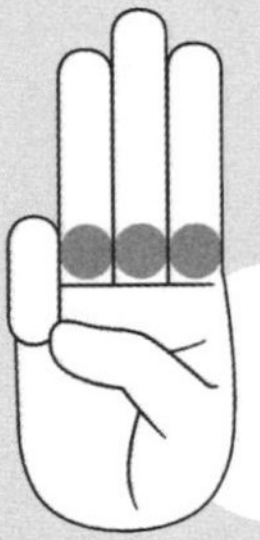

「3指寬」是以食指、中指、無名指的寬度為標準。

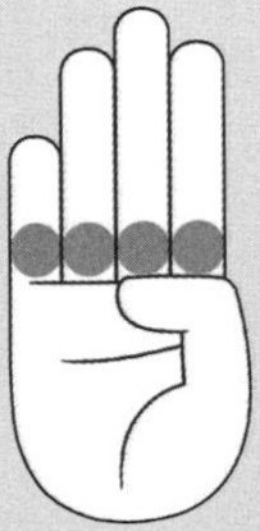

「4指寬」是以食指至小指的寬度為標準。

※正統的穴位尋找方法是以1寸、2寸、3寸為標準，但這裡則是以更容易判別的指寬來進行標示。

3

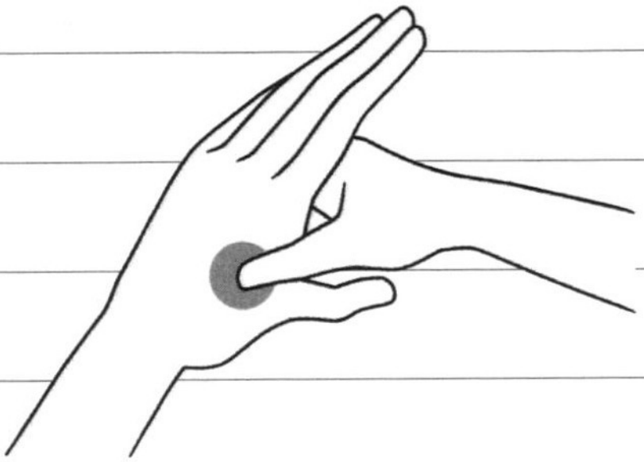

找到大概的位置後，接下來是角度。試著以各種不同的角度進行按壓，反應最大的部位就是穴位的位置。

但是，穴位的位置並不會因此而有所不同。例如，受傷時的疼痛，有人會有強烈的疼痛感，自然也會有人對疼痛的感覺有些遲鈍。穴位的按壓感受也跟這個道理相同，會因人的身體狀態而有不同的疼痛感，而且每次的感受也都未必相同。

好孕療法 2

穴位的按壓法

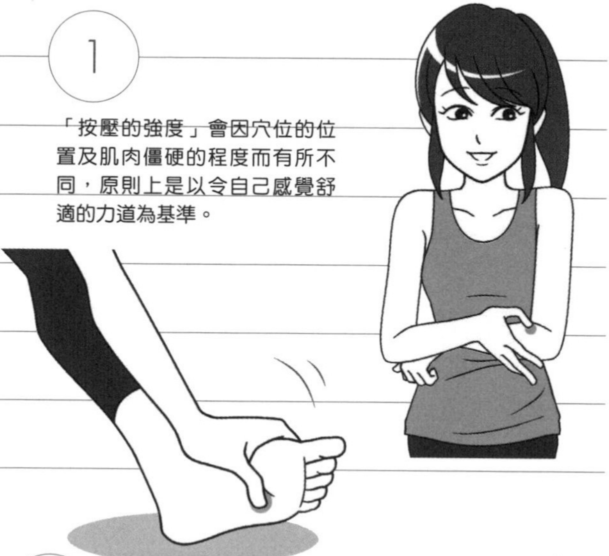

1
「按壓的強度」會因穴位的位置及肌肉僵硬的程度而有所不同，原則上是以令自己感覺舒適的力道為基準。

2
剛開始的「按壓次數」只要有2、3次就十分足夠了。習慣之後，再以5～10次為標準。穴位的按壓並非次數越多越有效，這點要多加注意。

＊以「舒適痛感」為佳，避免按壓力道過大

用拇指等手指按壓、揉捏穴位時，以「舒適痛感」的感覺為最佳。所以，如果以為用力按壓，越痛越有效，那可就大錯特錯了。

穴位的按壓方法只要用指腹部位進行按壓即可。基本上是使用容易穩定施力的拇指來進行穴位按壓，但是，依場所的不同，有時也可以使用食指或中指進行按壓。另外，標準的按壓時間是「每一壓3～5秒」，平均每個穴位約重覆按壓5～10次左右。

這個時候，呼吸和按壓穴位的時機也

3

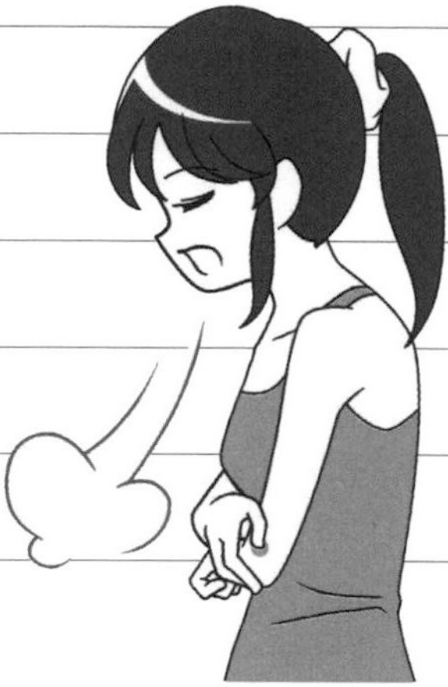

「呼吸」是以吐氣時按壓，吸氣時放鬆為基準。

相當重要。首先，要緩慢地自然吸氣，然後一邊緩慢吐氣，一邊按壓穴位。如果過分拘泥於呼吸，反而會使動作顯得笨拙，所以請盡可能的放鬆。

另外，左右對稱的穴位要以左右成組的方式均勻按壓。請靈活運用力道的強弱，巧妙地按壓穴位。

＊以消除不適為目的時

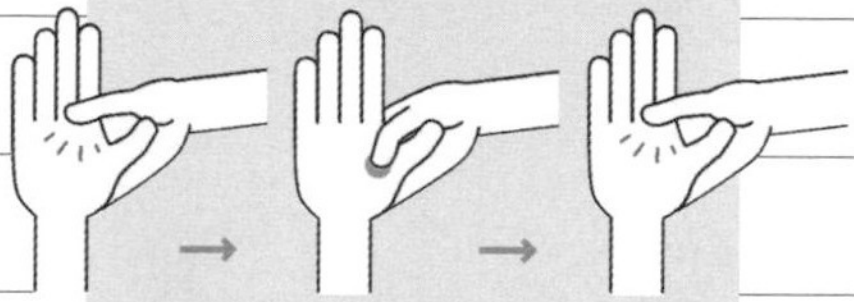

大口吸氣，一邊緩慢吐氣，一邊按壓穴位。接著，慢慢地加強力道，在感覺到舒適疼痛感的時候停止並維持動作，持續數5秒。之後，慢慢地放鬆力量，就能給予身體適當的刺激。

＊以放鬆為目的時

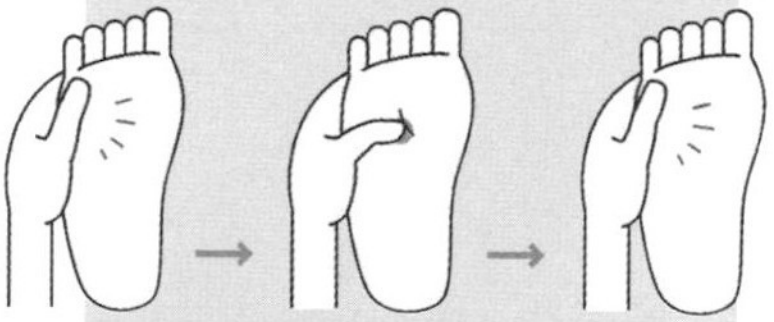

大口吸氣，一邊吐氣，一邊在第1、2秒間緩慢增加力道。在第3秒時按壓至感受到舒適疼痛感後，在第4、5秒時慢慢地放鬆力道。

好孕療法 3

按摩的方法

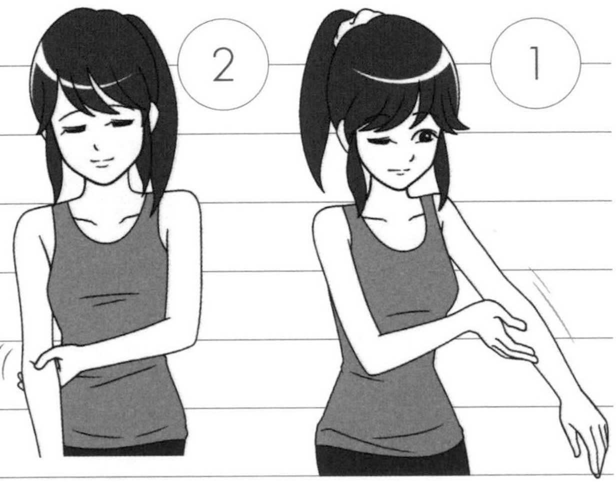

「撫摸」輕柔撫摸般的按摩方法。想溫熱身體時，就輕柔且快速地撫摸。想舒展僵硬的肌肉時，就稍微增加一些力道吧！

「揉捏」運用手掌或手掌根部、手指等部位進行揉捏，揉捏時要注意不要只揉捏皮膚的部分。

＊「撫摸」、「揉捏」、「按壓」、「拍打」為基本

如果要有效地進行按摩，就要記住最基本的按摩技巧。可是，不管是在什麼情況下，按摩的最基本就是朝心臟的方向施行。以促進血液循環的感覺，從身體的末端朝心臟方向進行按摩，就可以讓靜脈的血液及淋巴的循環變得更加順暢。如此一來，就能夠快速去除堆積在血液中的疲勞物質，使疲勞快速恢復，並且促進新陳代謝。不管按摩的力道是重是輕，最重要的關鍵就是絕對不可以朝反方向實行按摩。

按摩的方法有「撫摸」、「揉捏」、

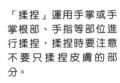

序章

＊按摩Q&A

Q　應準備的道具？

A　使用精油或乳液，可以增加肌膚的滑潤度。尤其是腳部容易流汗的人，可以運用爽身粉；肌膚容易乾燥的人則可以使用精油。

Q　進行按摩的時段
　　是什麼時候？

A　如果可以，泡澡後，塗上化妝水之後是最佳的按摩時段。

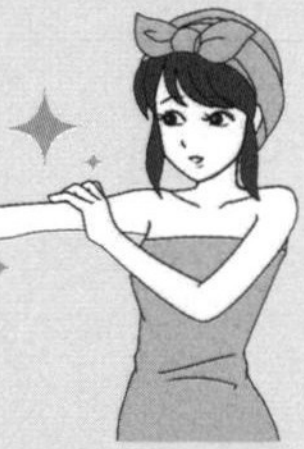

Q　應注意的事項是什麼？

A　放鬆心情，盡情地享受按摩吧！如果會有不舒服的疼痛感，就代表力道過大，同時也要避免用指尖或指甲等部位過於強力地按壓。另外，也要注意不要敲打到骨頭。

Q　什麼時候
　　最好避免按摩？

A

- 剛吃飽飯的時候、或是極為飢餓時
- 發燒時
- 飲酒之後
- 皮膚有某些狀況時

3

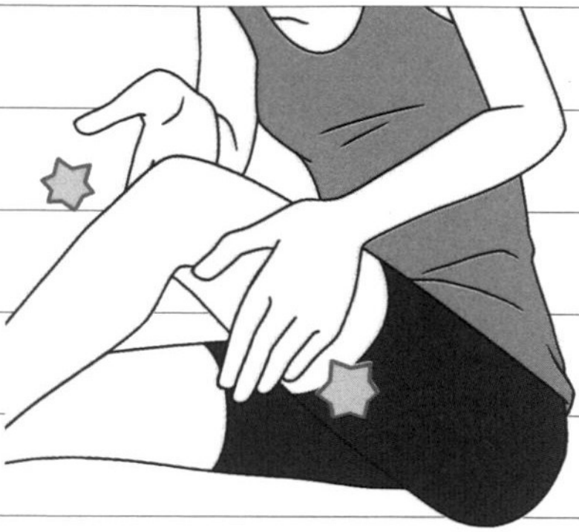

「拍打」使用手的側面或手掌、指尖，有節奏性地拍打大腿或臀部等部位的按摩方法。

「按壓」、「拍打」等方式。
不管採用什麼樣的方式，讓自己感受到「舒適」、「舒服」才是最重要的事情，所以按摩的時候，請務必一邊按摩，一邊和自己的身體對話。

好孕療法 4

灸法

火灸的使用方法

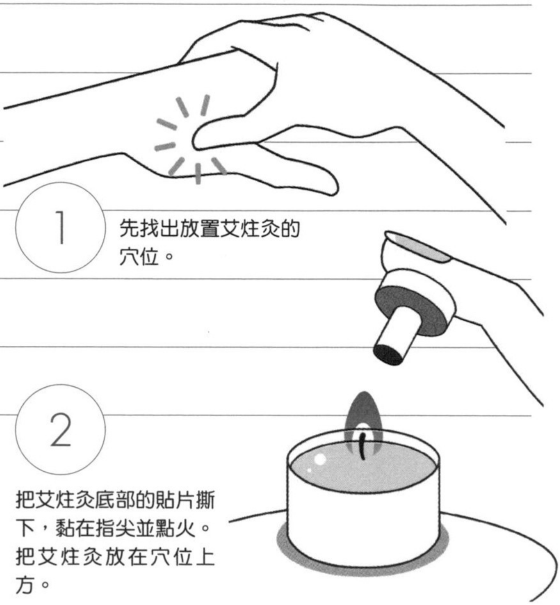
1
先找出放置艾炷灸的穴位。
2
把艾炷灸底部的貼片撕下，黏在指尖並點火。把艾炷灸放在穴位上方。

＊給予溫熱刺激的養生法。舒適體驗的自宅灸法。

穴位除了按壓的方式以外，能夠更有效刺激穴位的方法就是灸法。所謂的灸法是，利用乾燥「艾草葉」所製成的艾灸製品，給予穴位溫熱刺激的養生法。艾草的有效成分會隨著刺激一起滲入穴位，同時，也提高人類與生俱來的自然療癒力。

灸法是中國古代所發明，之後與佛教一起傳入日本，但在傳入日本的過程當中有了獨立的變化。大家或許覺得灸法是古代的療法，甚至在聽到灸法這兩個字時，或許會聯想到炙熱，覺得灸法是相當高難度

＊溫灸的種類

現在市面上所販售的艾炷灸相當優異，有些會散發出各種香味，有些則不會產生火。請務必多多嘗試。

芳香類型

推薦給怕艾草氣味的人使用。黏貼類型。

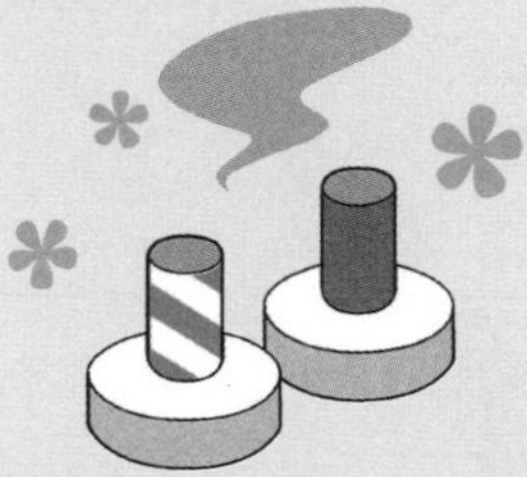

無煙類型

點燃後仍不會產生煙霧。也有無香料的類型。

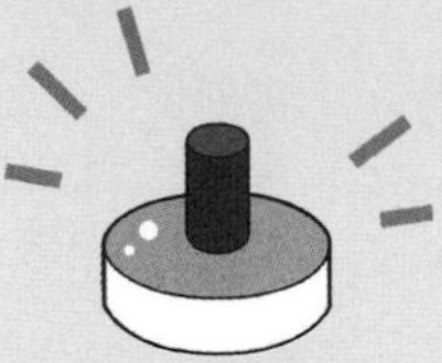

不使用火的類型

不需要點燃，直接黏貼後，就能產生舒適的溫熱效果。

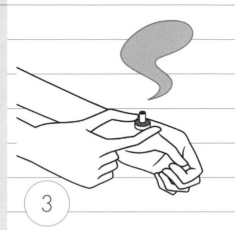

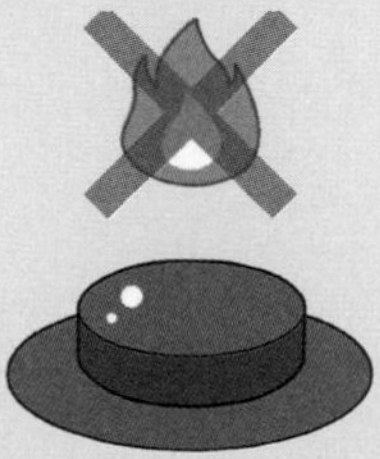

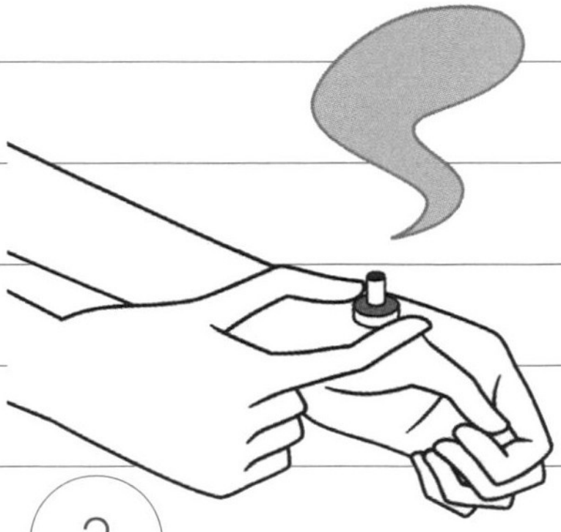

3

避免接觸到點火的部分，以免燙傷。艾炷灸燃盡後，效果會持續約5分鐘左右。

※請務必預先
備妥裝了水的容器。

的療法，但是，現在有種不直接把艾草放置在皮膚上的「溫灸」療法。除此之外，還有不使用火或不會產生煙霧等各種不同種類的灸法。

只要能夠在家中體驗灸法，就能夠充分體驗到灸法的舒適感受，但是，要小心燙傷。覺得燙的時候，千萬不要忍耐。

COLUMN

按壓穴位的小道具應用

手指疲累、感覺疼痛的時候，或是指甲比較長，不容易按壓穴位時，最適合利用按壓穴位的小道具或其他代用品！

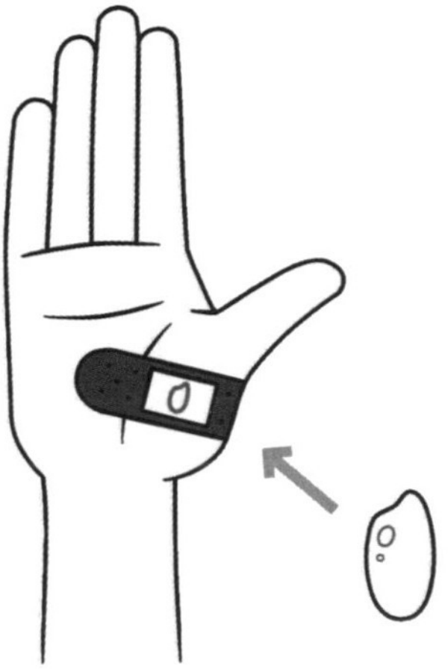

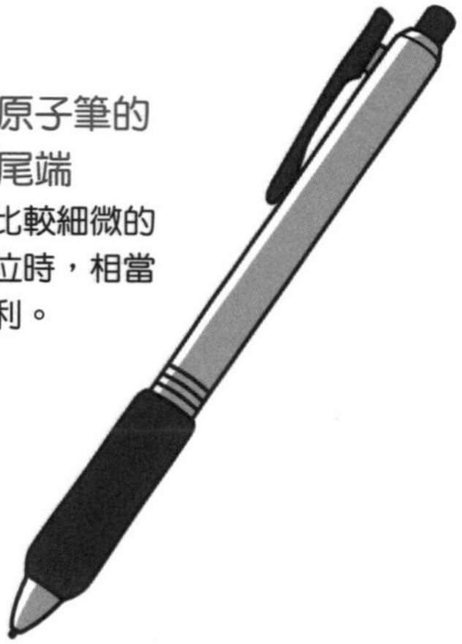

●原子筆的尾端

戳比較細微的穴位時，相當便利。

●米粒

希望長時間刺激穴位時，只要預先貼上米粒，就可以更加方便。只要偶爾按壓一下，就能夠得到有效的刺激。

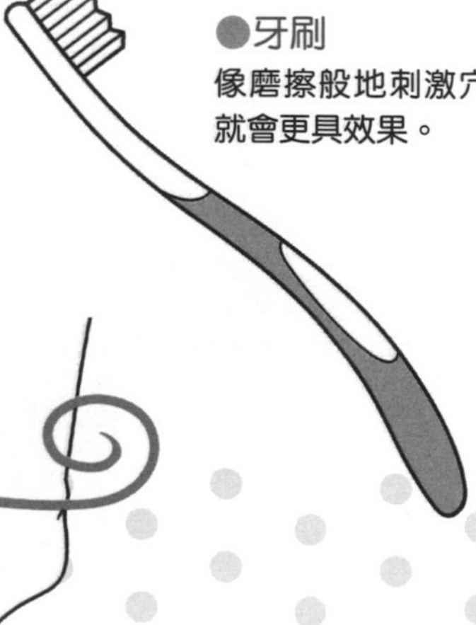

●牙刷

像磨擦般地刺激穴位，就會更具效果。

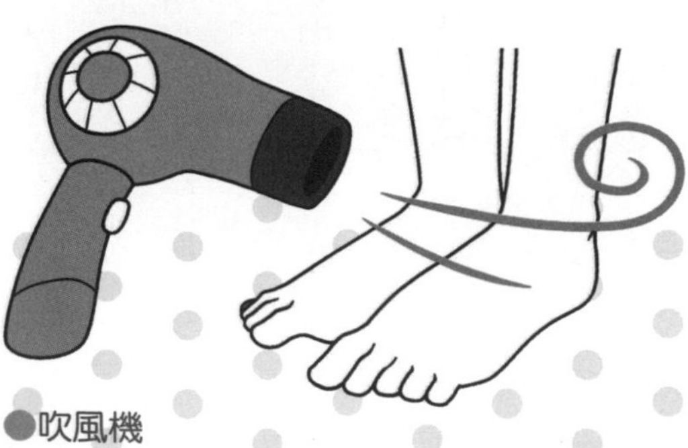

●吹風機

按壓穴位的同時，用熱風加溫，就能提高效果。

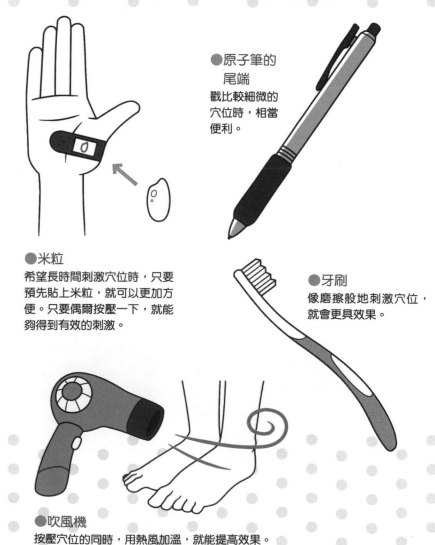

第 1 章

消除身體失衡狀態！促進血液循環

如果運動量太少，肌肉就會僵硬，
身體狀態也會失衡。
活動身體時，
身體的可動區域會增加，
同時也能消除肌肉僵硬
及身體失衡狀態。
只要全身的健康狀態變得良好，
就能夠提高受孕力。

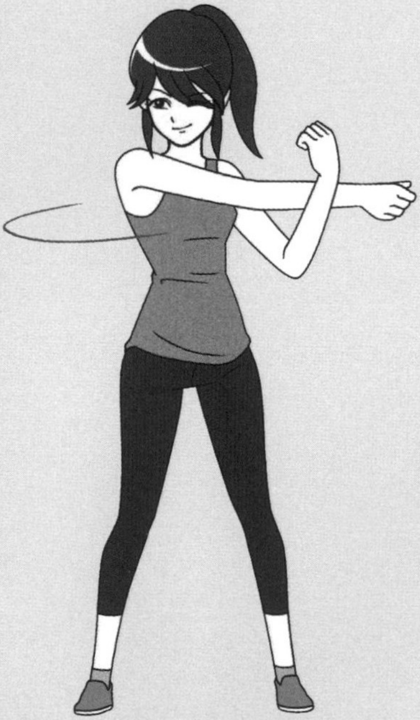

※基本上，不論是伸展運動或是按摩，左右都必須進行相同的動作。

傾聽身體的聲音，了解改善身體協調狀態的重要性

了解自己的身體現在處於什麼樣的狀態，是非常重要的事情。只要仔細檢查疲累感堆積在身體的哪個部位、身體的哪個部分產生僵硬，就可以接收到身體所發出的警訊。然後，當身體恢復原有的狀態後，身體不適的感覺自然也就會隨之消失。

我們的身體無時無刻都在變化。可是，就算我們能感受到手臂痠痛、小腿沉重之類的問題，還是沒辦法完全了解到身體每一處的變化。但是，只要透過簡單的伸展運動，就可以檢測出那一天的健康狀況。

首先，就先仔細傾聽身體的聲音吧！

只要透過和身體之間的對話，就可以慢慢掌控自己的身體狀況。而且，只要自己能夠逐漸習慣「與身體對話」，自我意識就能夠遍及至身體的每一個角落，同時，能夠自我調整身體的狀態。請仔細地傾聽身體的細微變化吧！

＊身體狀態檢查表

符合的項目越多，就代表
身體的失衡狀態越嚴重。

- □ 經常有肩膀或頸部僵硬的現象
- □ 因工作等因素，每天使用電腦超過1小時
- □ 在電車內或休息等時候，只要有空就會滑手機
- □ 經常去按摩店
- □ 曾被人說過「駝背」
- □ 使用的枕頭很鬆軟
- □ 從事長時間站立的工作
- □ 經常長時間開車
- □ 有盤腿的習慣
- □ 常有虛冷、生理痛、生理不順、便秘、浮腫症狀
- □ 曾有腰扭傷的經驗
- □ 沒辦法在硬質地板或榻榻米等較硬的床上仰身俯臥

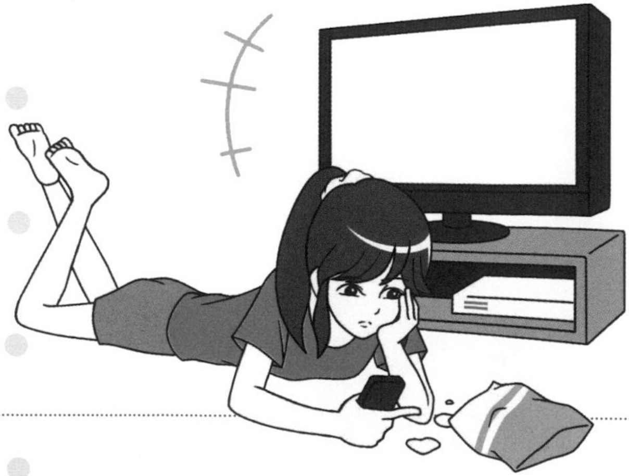

消除身體失衡的按摩法 1

頸部的按摩

頸部僵硬的改善方法，
就是舒展僵硬的枕骨下肌群。
藉此就可預防頸部的疲勞與頭痛。

1

首先，用右手從左胸
鎖骨下方緩慢地搓揉
至肩部。
反方向也要進行相同
的動作。

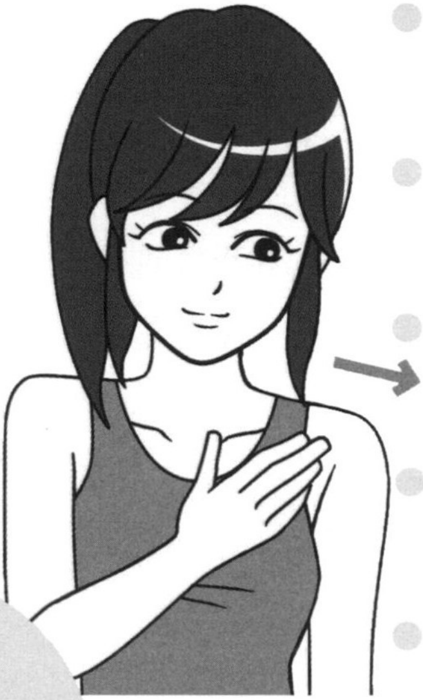

POINT

＊

頸部太過僵硬，
導致手不容易往上抬時，
只要把手肘貼靠在
桌子上就沒問題了。

2

把雙手的指腹平貼
在耳下。宛如畫小
圓一般，從後方往
前面搓揉。
下方也要進行相同
的動作。

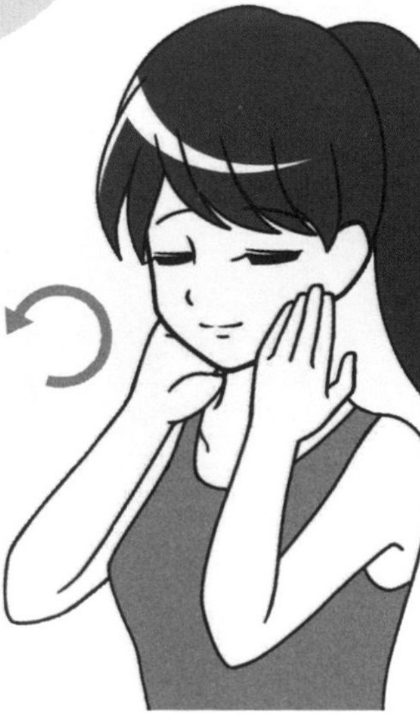

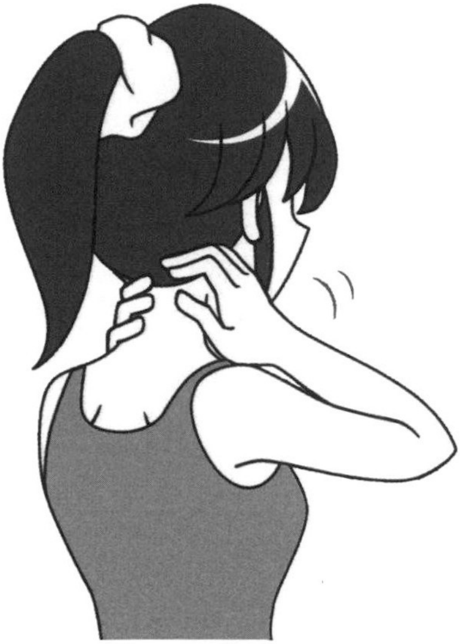

3

接著，也要輕輕舒展頸部後方髮際周邊的肌肉。

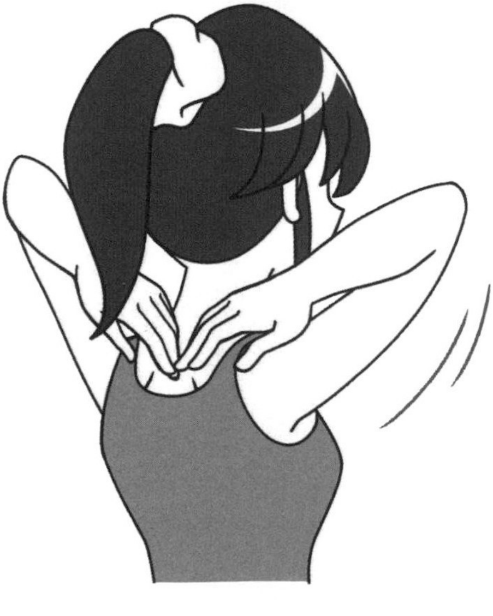

4

頸部後方也要從內側往外側按摩。

消除身體失衡的按摩法 2

消除肩膀僵硬的按摩

其實肩膀僵硬並不光只有肩膀，手臂和手腕的疲勞往往會被忽略。除了肩膀之外，也別忘了手臂和手腕的按摩。

1

輕輕按壓位在肩膀的穴位「肩井」。肩井就位在頸部往前彎時所突出的背骨與肩頭相連的線條中央。
反方向也要進行相同的按摩動作。

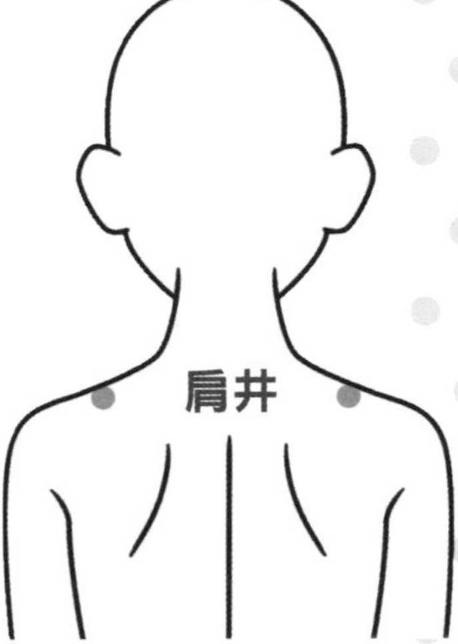

2

進行手臂的按摩。
用右手從左手的手背往肩膀方向輕輕地按摩。
接著，以扭轉般的方式，輕輕搓揉手臂。

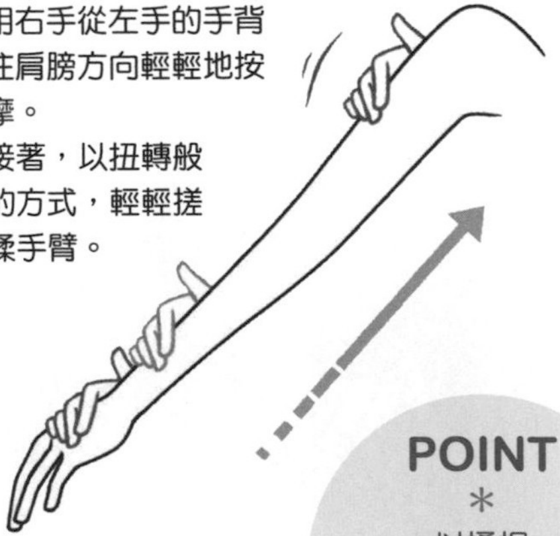

POINT
＊
以揉捏
皮膚表面般的感覺
進行按摩。

3

接著，彎曲左手肘，
用右手抓著手肘。
用拇指進行按摩。
這個時候，
要避免手指的力道過大。
反方向也要進行相同的動作。

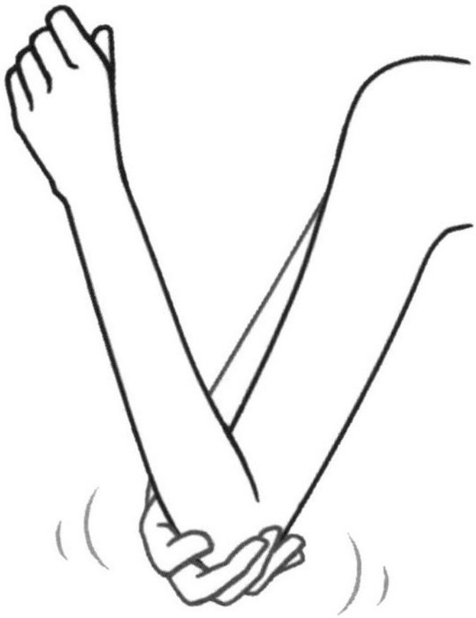

4

鎖骨上方的凹陷處
有淋巴結。
用指腹一邊畫圓，
一邊按摩吧！

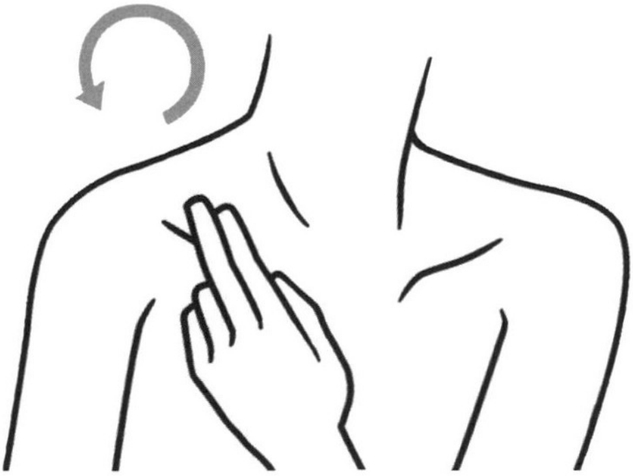

消除身體失衡的按摩法 3

腰部的按摩

促進血液循環的泡澡、
舒展肌肉的伸展運動等，
對於預防腰痛來說，
是相當重要的事情。

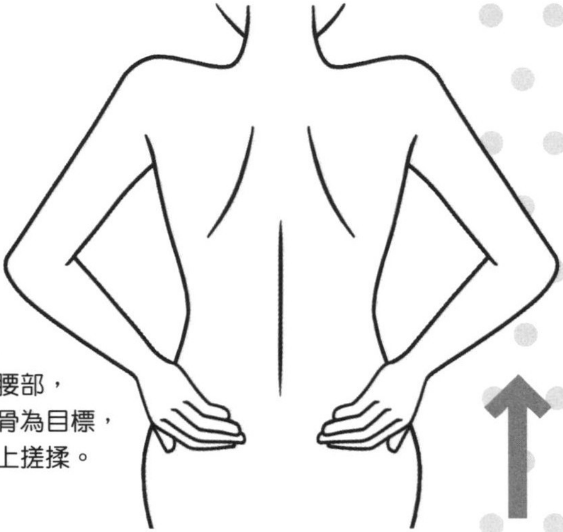

1

把雙手
平貼在腰部，
以肩胛骨為目標，
從下往上搓揉。

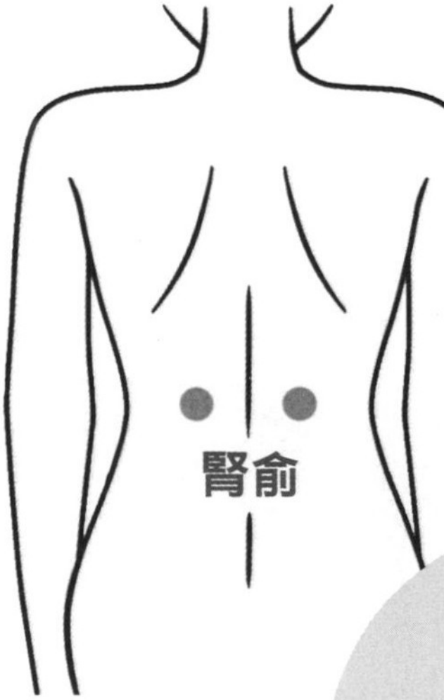

2

舒展「腎俞」。
穴位在腰線上方，
背骨的兩側。

POINT

*

促進腰部血液循環
與新陳代謝的穴位，
能夠刺激腰線的脂肪。
進一步搭配腹式呼吸法
就能增大效果。

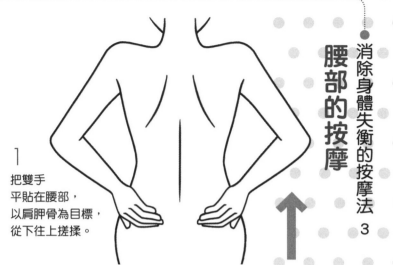

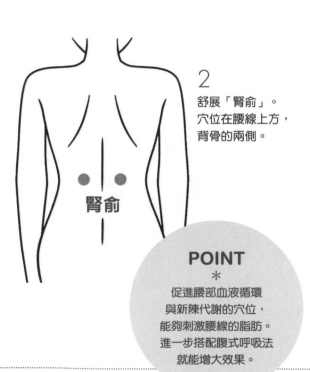

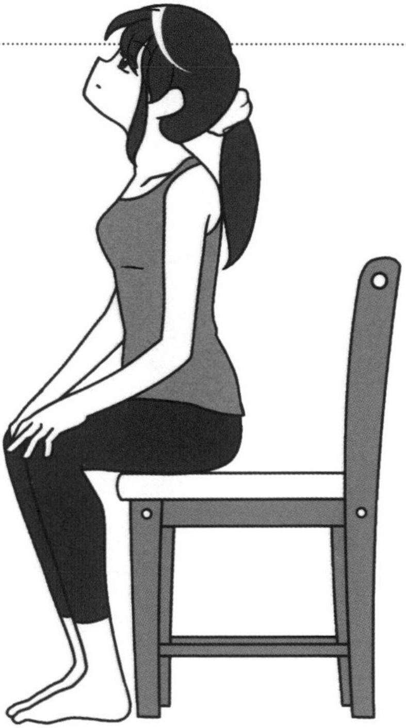

3

淺坐在椅子上，緩慢地將視線移至天花板，同時伸展身體的前側。

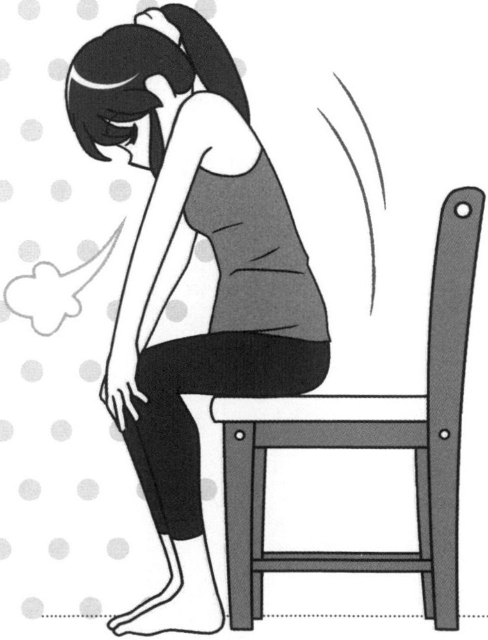

4

接著，一邊吐氣，一邊緩慢地將視線移往肚臍，伸展身體的後側。

消除身體失衡的按摩法4

脊背至手腕的按摩

身體因不正確的姿勢等，
導致身體失衡、肌肉變形之後，
脊背會感到疼痛，
這時候就集中刺激背骨吧！

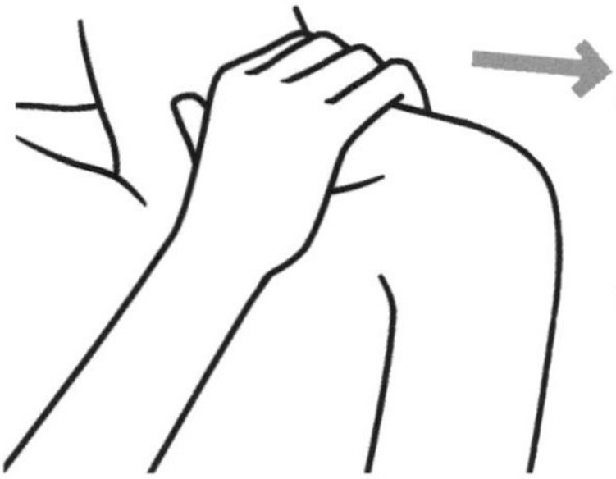

1

用右手從頸部往肩膀方向按摩左肩。

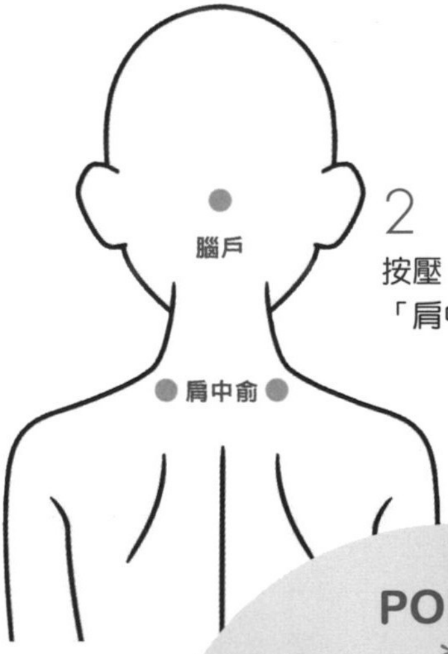

2

按壓「腦戶」、「肩中俞」兩個穴位。

POINT

＊

從後腦的中心線沿伸至下方，
腦戶就位在頭蓋骨隆起的部位：
可有效改善頭痛、暈眩、
頸部疼痛、頭暈。
頸部後方有個骨頭突起的高處，
肩中俞就位在隔著背骨往左右移動
2指寬的兩側：
可改善頭痛、肩膀僵硬。

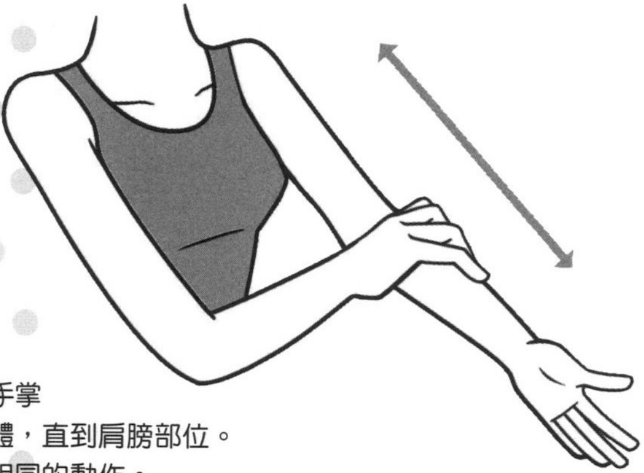

3

用右手從左手的手掌
輕輕搓揉手臂整體，直到肩膀部位。
反方向也要進行相同的動作。

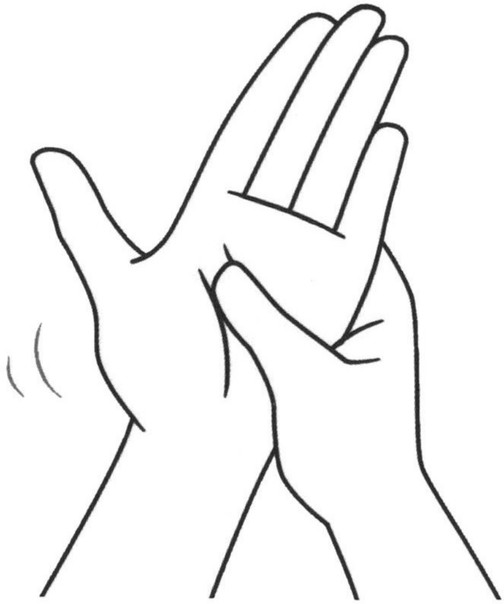

4

使用拇指，
揉捏左右手的手掌。

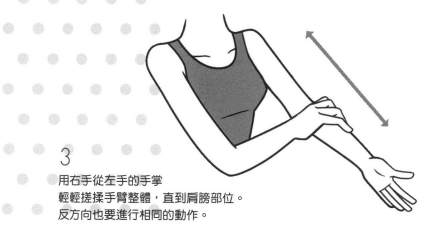

膝蓋的按摩

支撐體重，控制腳部動作的膝蓋，
會隨著年齡增長而逐漸老化，
所以要儘早保養。

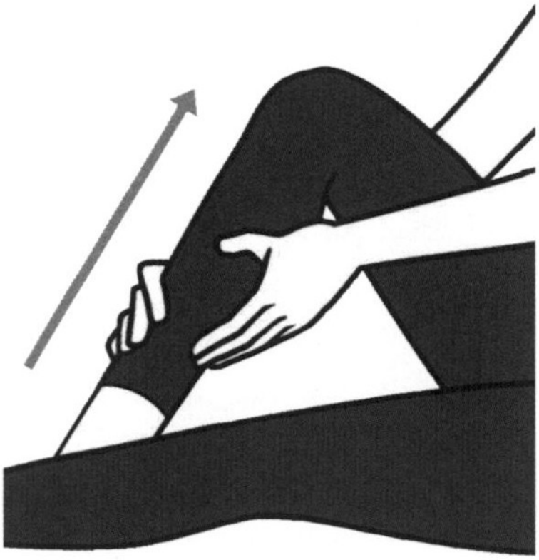

1

坐在地板上。
曲起右膝，從腳尖往腳的根部，由下往上搓揉。

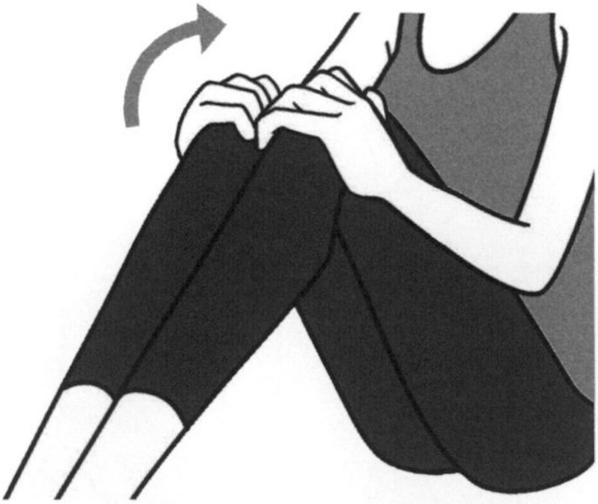

2

用雙手包覆膝蓋，宛如將膝蓋
往前拉一般地搓揉膝蓋。

＊ 在浴盆裡按摩膝蓋 ＊

3

在浴盆裡將膝蓋伸直。
首先，以單手抓膝的
方式，壓迫膝蓋。
用雙手的拇指輕輕搓揉
膝蓋。

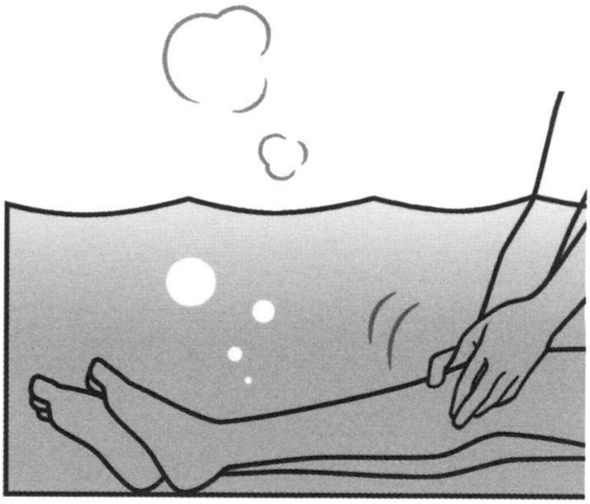

4

在浴盆裡將膝蓋伸直。
首先，以單手抓膝的
方式，壓迫膝蓋。
用雙手的拇指輕輕搓揉
膝蓋。

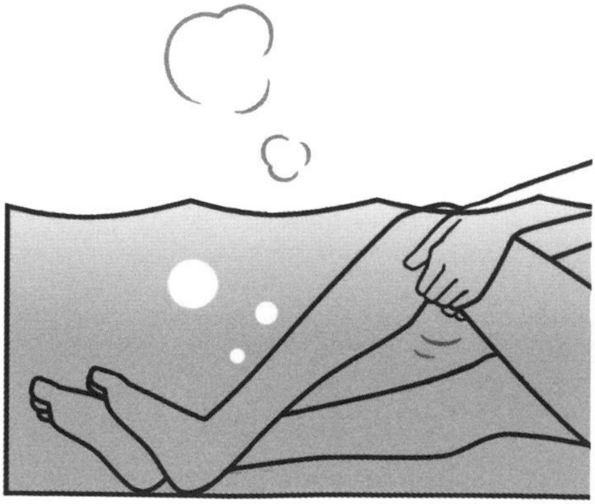

消除身體失衡的簡單體操 1

頸部的伸展

長時間維持相同姿勢，
就會導致肌肉僵硬。
只要在肌肉疼痛前進行伸展，
就可以預防惡性循環。

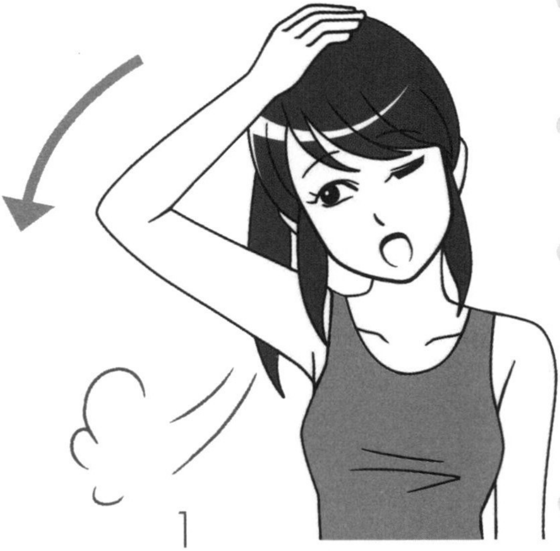

1

把右手放在頭上，
一邊吐氣，一邊放鬆左肩的力量，
再將頸部緩慢地往右方傾倒。
左邊也要進行相同的動作。

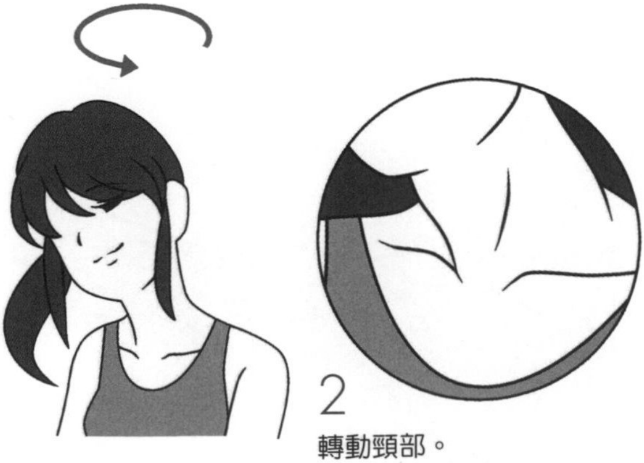

2

轉動頸部。
首先，往前後轉動，
最後再往左右轉動。

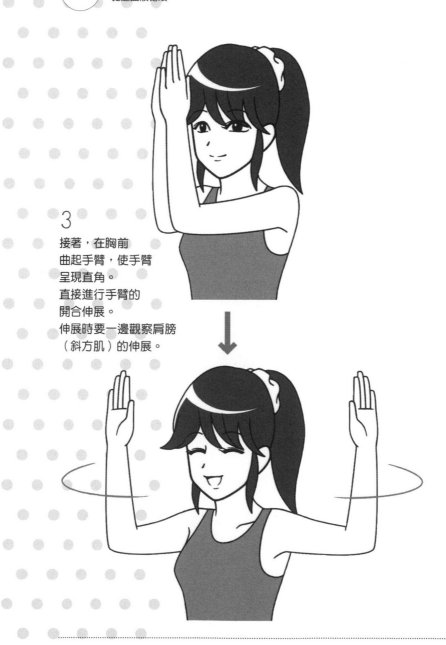

3

接著，在胸前
曲起手臂，使手臂
呈現直角。
直接進行手臂的
開合伸展。
伸展時要一邊觀察肩膀
（斜方肌）的伸展。

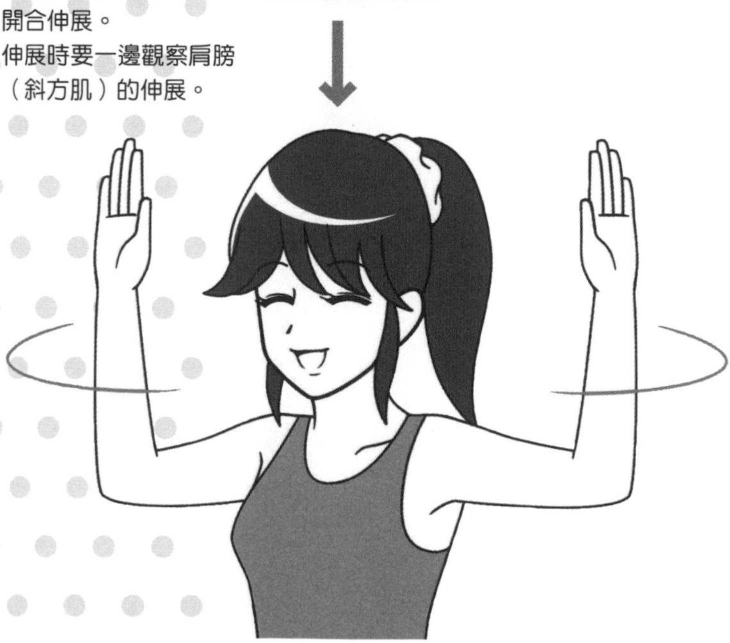

消除身體失衡的簡單體操 2

肩膀至腋下的伸展

頸部及肩膀的僵硬來自於肌肉的疲勞。只要活動肌肉，消除僵硬的狀態，不舒服的症狀也會隨之消失。

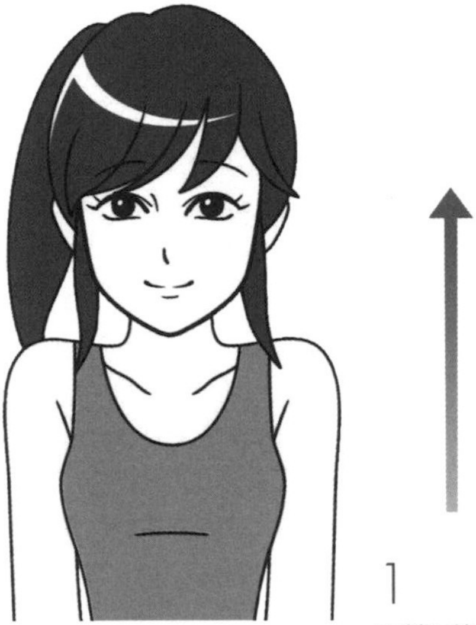

1

把雙肩往上提，
做出聳肩的動作。
放鬆力量，使肩
膀快速垂下。
動作反覆做20次
左右。

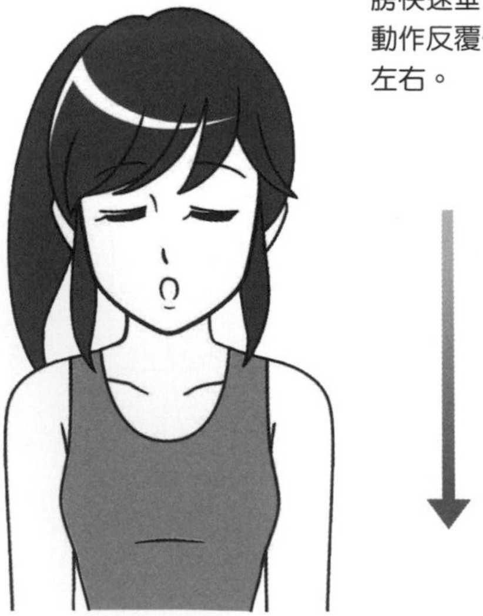

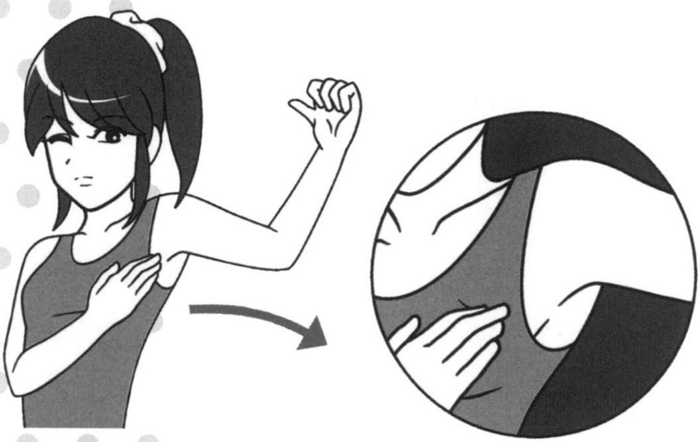

2

接著，曲起左手肘，往後方翻轉，
稍微伸展胸部的肌肉。
把右指的指腹平貼在左胸的肌肉上方，
試著將手肘往外側輕輕壓。
可是，要注意不要過度按壓。
右胸也要做出相同的伸展動作。

3

把手往上舉至頭部後方，
將手交疊起來。
慢慢伸展肩膀至側身部分
的肌肉吧！

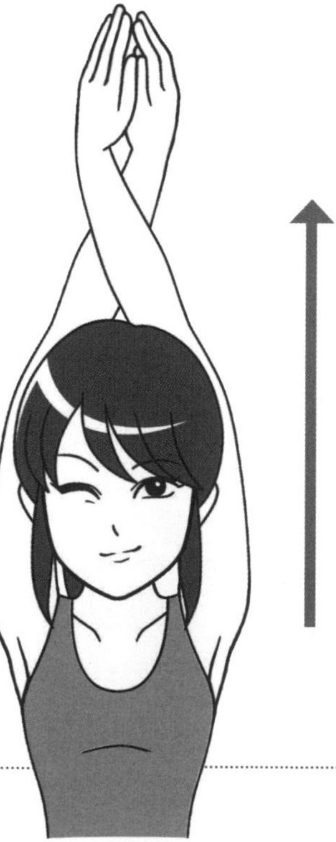

消除身體失衡的簡單體操 3

腰部的伸展

腰部的肌肉會蓄積精神上、肉體上的疲勞，逐漸失去柔軟性，變得僵硬。利用此伸展預防腰痛吧！

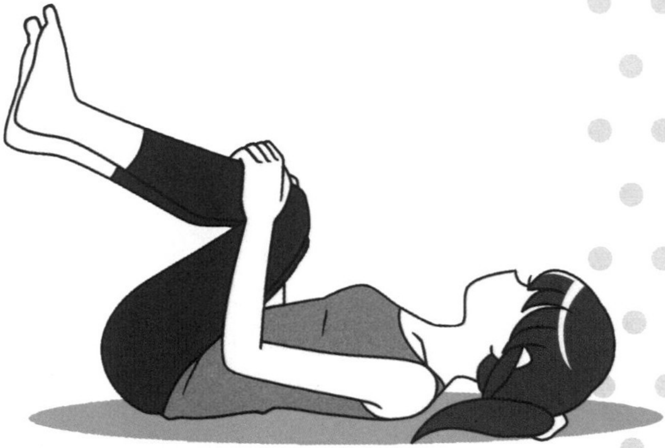

1

臉部朝上仰躺。
抱著雙膝，伸展腰部和大腿內側（內收肌）。

2

曲起單腳的膝蓋，
用雙手環抱。
慢慢地伸展腰部和臀部肌肉。
反方向也要進行相同的動作。

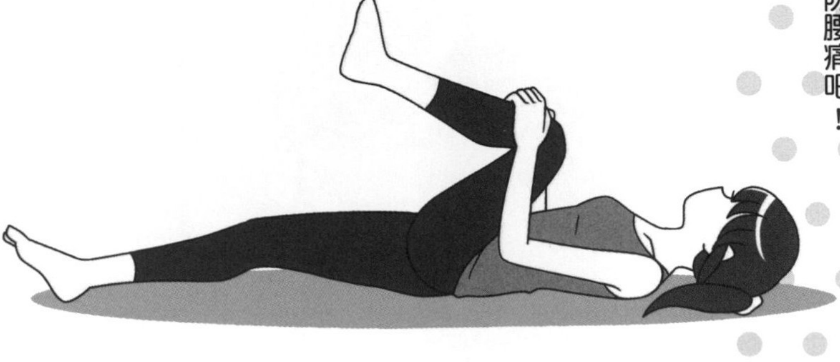

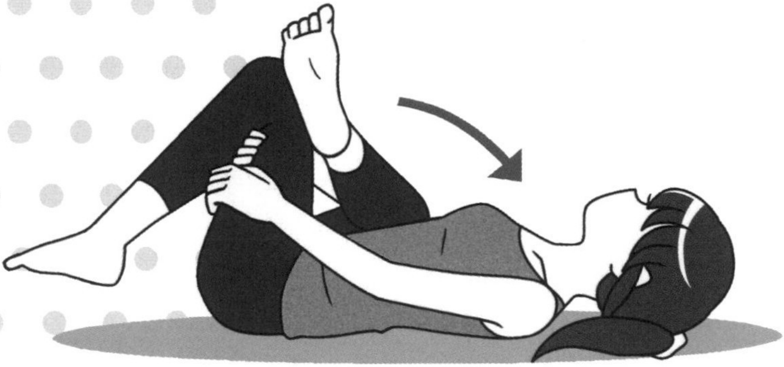

3

把右腳的外側放在左膝上，
用雙手把左腳的大腿拉至胸部方向，
一點一滴地慢慢拉近。
動作維持20秒之後，
反方向也要進行相同的伸展。

4

接著，曲起單腳的膝蓋，
往反方向交叉相疊。
利用交疊的腳和反方向的手，
壓住膝蓋的外側，扭轉身體。

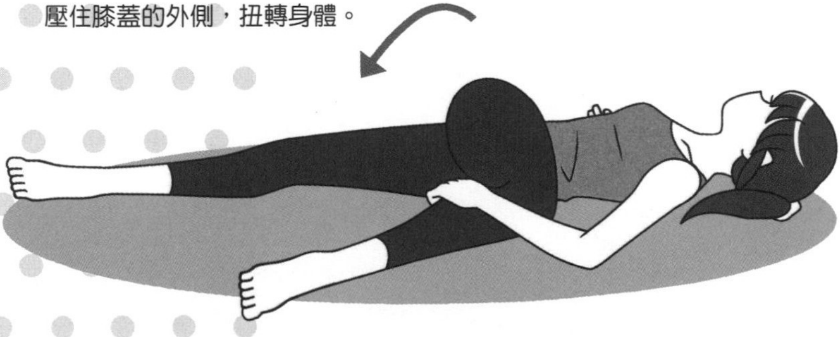

消除身體失衡的簡單體操 4

髖關節的伸展

促進髖關節周邊的淋巴循環，
除了可維持健康外，
更具有值得期待的美容效果。

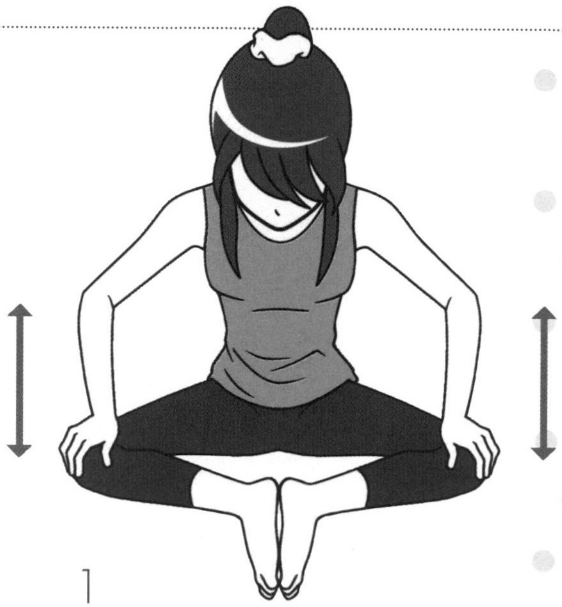

1

坐著將雙腳張開，曲起雙膝，把雙腳的腳底貼合在一起。
猶如把雙膝往地板按壓一般，進行上下動作的伸展。

2

坐著將雙腳張開，
單腳曲起放在身體的前方。
將身體慢慢地往伸直的腳的方向傾倒。

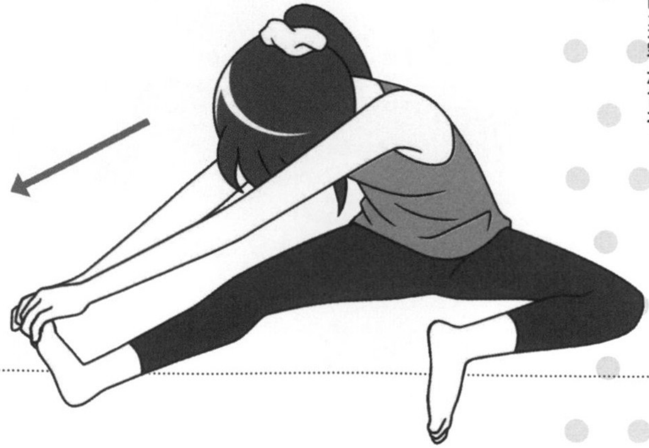

3

站著。
將單腳彎曲成直角，
往旁邊大步邁開，另一隻
腳也要往旁邊伸展。
伸展時要注意髖關節伸展
的感覺。

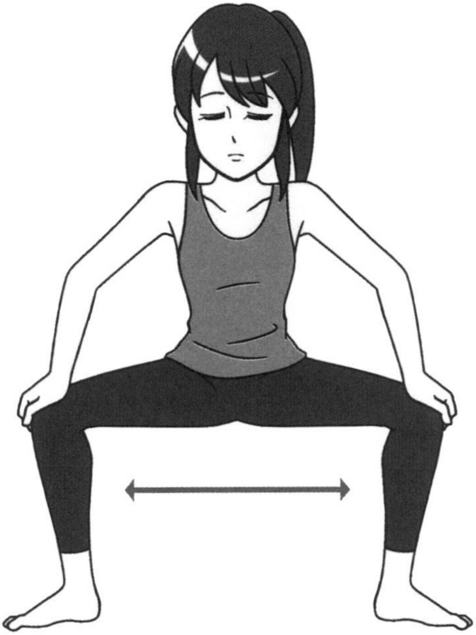

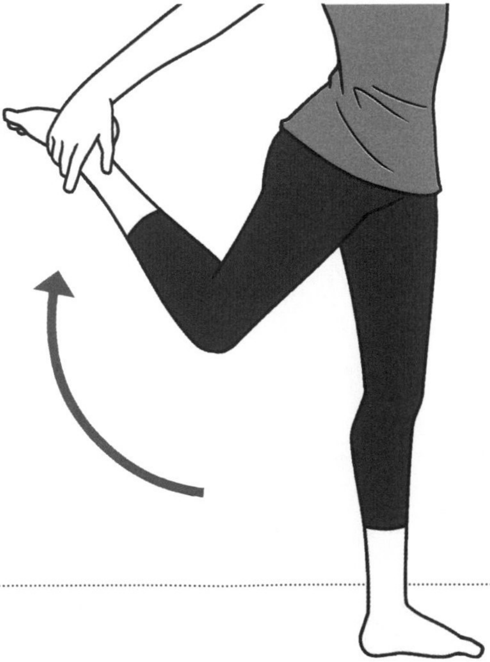

4

用單手把腳拉抬至
臀部方向。
如果有站不穩的情況，
就站在牆壁前面，
用單手扶著牆壁。
反方向也要進行相同
的伸展。

消除身體失衡的簡單體操 5

腳部的伸展

小腿被稱為第二顆心臟。
只要平日多加保養，讓小腿肌肉鬆軟，
就能常保健康！

1

站在牆壁前面，
雙腳盡量朝前後
方向大步邁開。

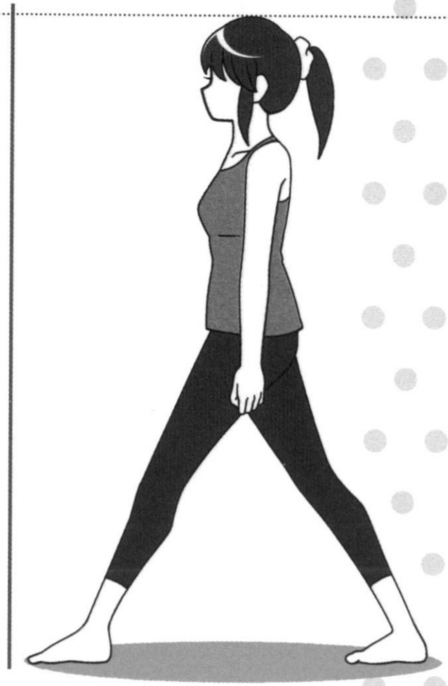

2

雙腳的腳尖都要朝向正面。
用雙手按壓牆壁，並且彎曲前腳的膝蓋。
仔細觀察後腳小腿的伸展感覺。

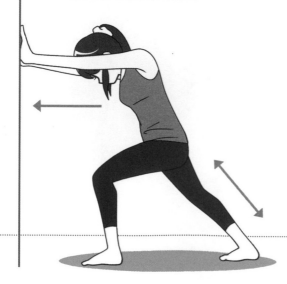

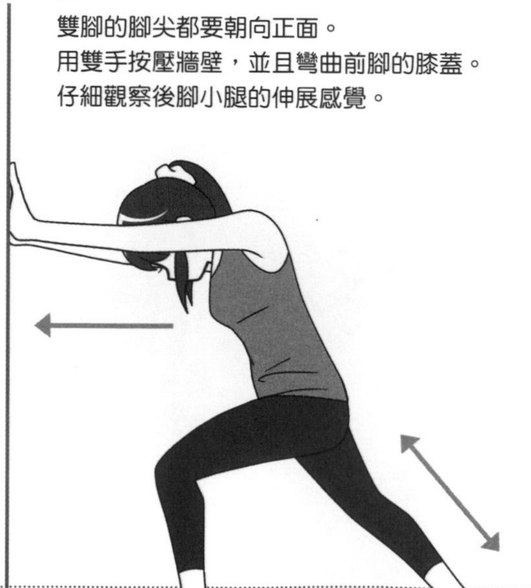

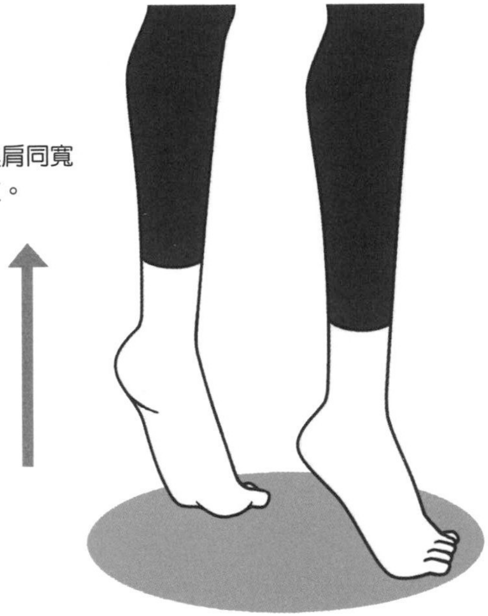

3

接著，把腳張開至與肩同寬的程度，用腳尖站立。

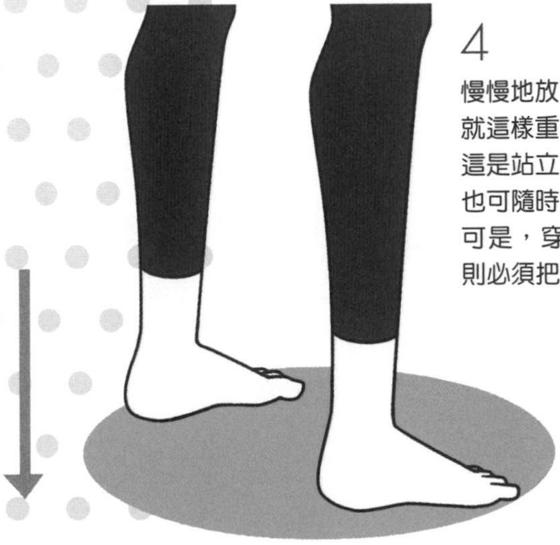

4

慢慢地放下腳後跟，
就這樣重覆上下動作。
這是站立工作或家事期間
也可隨時施行的伸展運動。
可是，穿著高跟鞋的時候，
則必須把高跟鞋脫掉。

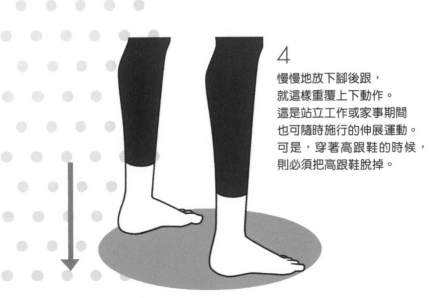

COLUMN

不要過分拘泥於排卵日！

不要對懷孕過分執著，享受相互滿足的生活

記錄基礎體溫的人應該不少。當然，除了採用手繪的方式之外，現在網路上也有可以免費下載基礎體溫表的網站。透過電腦來管理基礎體溫的話，不僅比較輕鬆，還能夠更確實地掌握基礎體溫。利用電腦管理的基礎體溫表可以列印下來帶到醫院去，同時還可以一眼看出自己的健康管理，自然也就能夠知道接下來自己應該怎麼做。

可是，就算知道排卵日是什麼時候，也絕對不能像是義務一般地要求另一半進行房事。靠計算的方式來決定房事的日子，實在是太不自然了。如果要毫無壓力，就必須享受能夠相互滿足的生活。

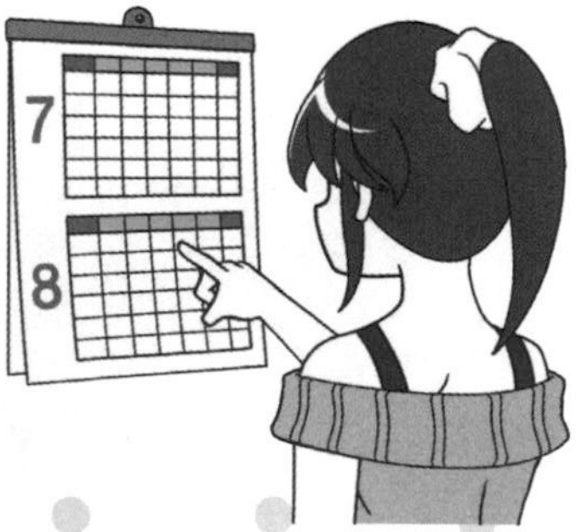

體諒另一半是夫妻生活中最重要的事情。尤其男性更是心理部分較為脆弱的生物，所以女性越是拘泥於懷孕，男性就越會產生排斥、畏縮感。排卵日以外的房事也應該拋開懷孕的執念，盡情地享受才是。

第 2 章

消除虛冷！提高基礎體溫

虛冷會引起血液循環不良。
原因除了長時間待在冷氣房，
或是寒冷所造成之外，
也可能是控制體溫的自律神經，
或是荷爾蒙失調所引起。

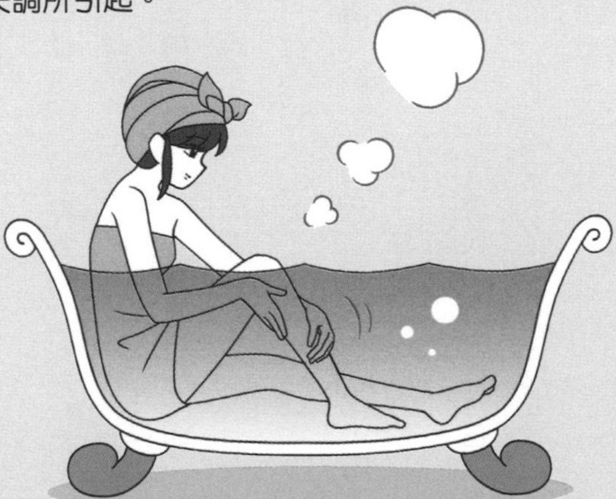

溫熱身體，去除虛冷，改善不適！提升代謝與免疫力，藉此改善體質

大家都知道「虛冷會導致身體變差」。但是，為什麼身體會變差呢？身體一旦虛冷，肌肉就會緊繃，血管也會隨之收縮。這樣一來，血液循環就會變差，也就無法將營養成分或氧氣順暢地運送至全身。結果，代謝功能、免疫功能也會隨之下降，致使身體出現各種不同的不適現象。此外，血液無法充分遍及至末端，所以身體才會越來越虛冷。

虛冷不光會影響身體，也會影響心理。調節體溫的是自律神經，因此，當身體感到虛冷或精神性壓力時，身體就會呈現緊張狀態，體溫就會下降。結果，導致自律神經失調，同時，也可能引發憂鬱症等心理方面的疾病。

另外，身體也不可以太過肥胖。身體肥胖後會變得容易流汗，有人會誤以為那是因為體溫太高，但是，其實體內的過剩脂肪會造成血液循環不良，所以事實上身體是處於虛冷的狀態。另外，若要燃燒多餘的脂肪也必須使體溫上升才行。

＊五大關鍵
改變飲食生活，改善體質

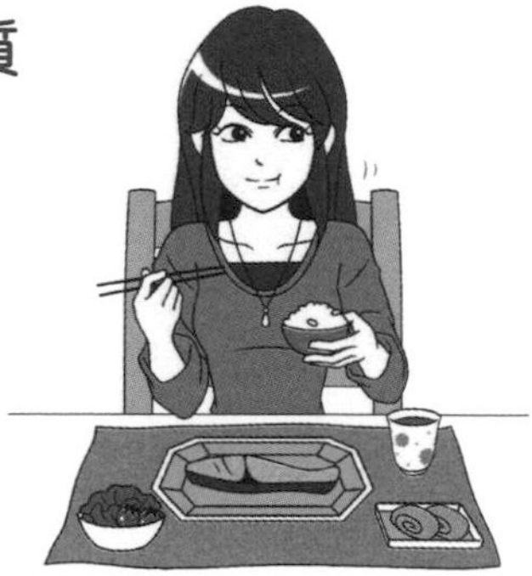

提高受孕力的基本就是飲食。
飲食生活不正常會引起便祕、虛冷症、
荷爾蒙失調、貧血等症狀。
另外，飲食生活最容易造成的「肥胖」
也與排卵障礙之一的多囊胞性卵巢症候群
有著極為密切的關係，因此，讓飲食生活
恢復正常吧！
飲食生活不正常是受孕力下降的開始。

1 運動量與攝取的熱量是否呈正比？

攝取過多的熱量會影響糖分代謝與脂肪代謝，並導致荷爾蒙失調。

2 維他命、礦物質是否足夠？

飲食生活一旦不正常，往往會有維他命、礦物質不足的現象。

3 食物纖維是否足夠？

加工食品或速食會導致食物纖維不足。

4 是否攝取過多的甜食？

如果吃太多甜點或零食，就會使血糖值快速上升，且導致疲勞。

5 三餐飲食是否正常？

不規律的飲食容易導致飲食過量，也會造成自律神經或荷爾蒙失調。

提高基礎體溫 1

腳趾的按摩

腳趾是容易疲勞的部位。前端部分要承受全身的重量，同時容易虛冷，因此，努力促進血液循環吧！

1

首先是準備運動。
把力量集中在腹肌，伸長雙腳，並坐在地板上。
不容易採取這種姿勢的人，請把腳曲起，靠在牆壁等地方。
直接把腳尖往前伸展，維持10秒左右。
之後，讓腳尖朝向天花板，維持10秒左右後，放鬆力量。

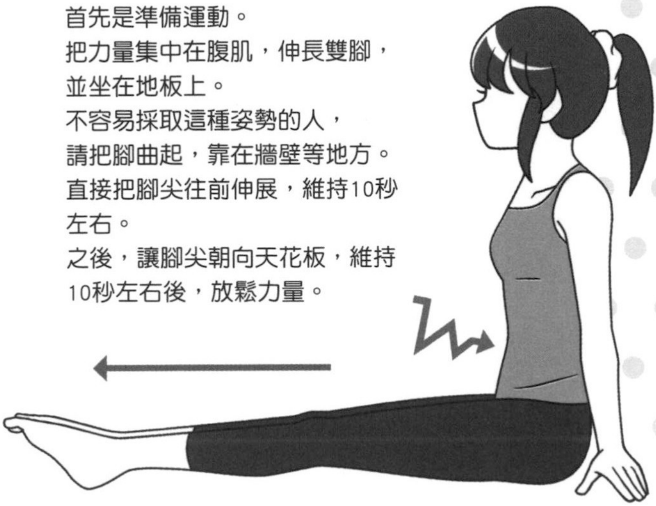

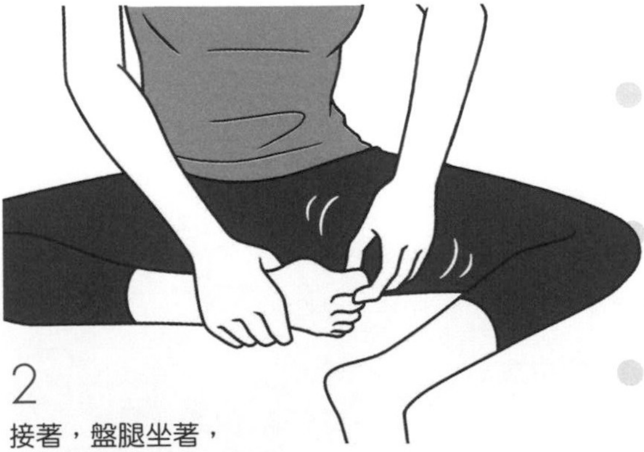

2

接著，盤腿坐著，
從右腳的腳趾開始按摩。
用拇指和食指捏著腳趾按壓腳指甲，
用反方向的手會比較容易按摩。
宛如舒展肌肉般，有節奏性地搖晃每根腳趾。

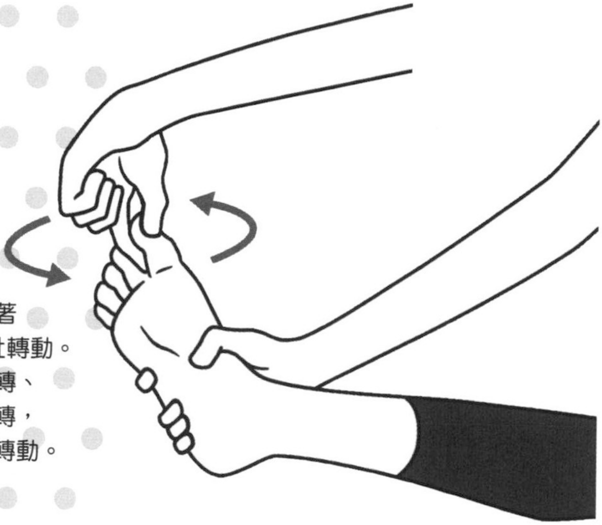

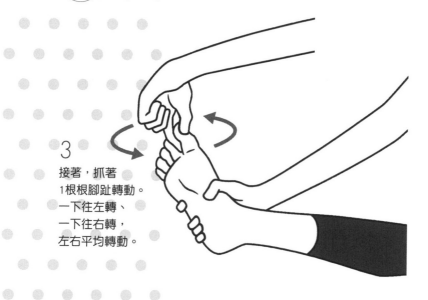

3
接著，抓著
1根根腳趾轉動。
一下往左轉、
一下往右轉，
左右平均轉動。

4
最後是腳趾的根部。
把左右手重疊起來，
覆蓋在拇指至小指上，
把腳趾往反方向反折。
慢慢地施加壓力。

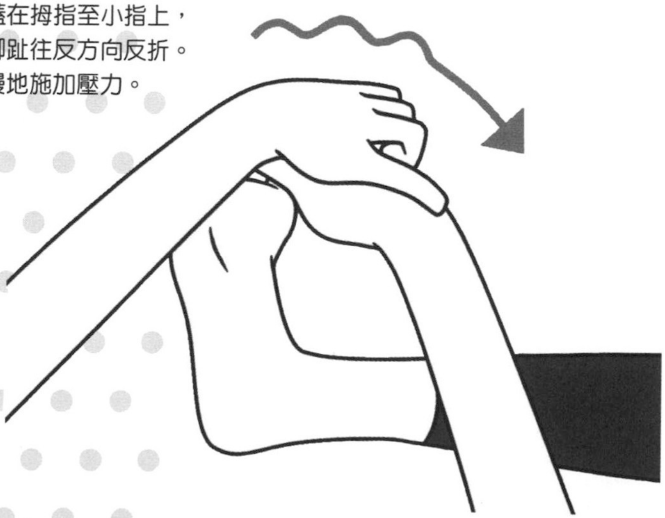

提高基礎體溫 2

小腿的按摩 1

1

單腳曲起，坐著。
用雙手握住曲起的腳踝，
把拇指平貼在小腿中央的
骨頭凹陷處外側，從下方
往上拉提。

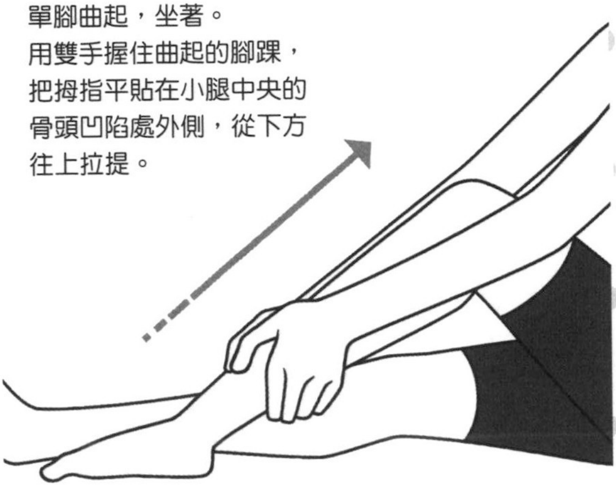

2

宛如用右手拇指和食指掐住般，
抓著右腳的腳踝。
把小指這邊的四根手指往下壓，
從下往上拉提。

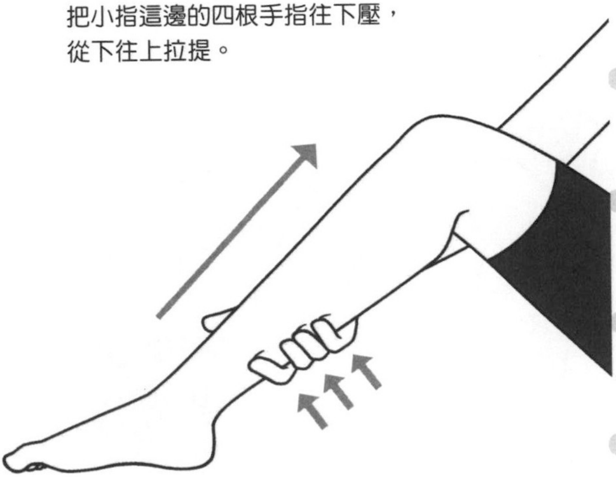

小腿是第二顆心臟。
經常讓小腿保持柔軟，
就可以促進血液循環。

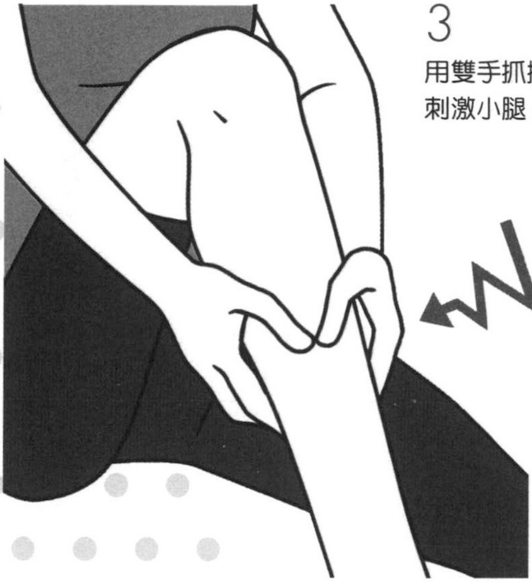

3
用雙手抓握著右腳，
刺激小腿。

4
用手把右腳踝往上抓。
姿勢與步驟2相反，
從拇指端施加力道，往上拉提。
宛如碰觸到骨頭的內側般。
睡覺之前，
就利用這4種按摩方式，
為左右兩腳的小腿按摩吧！

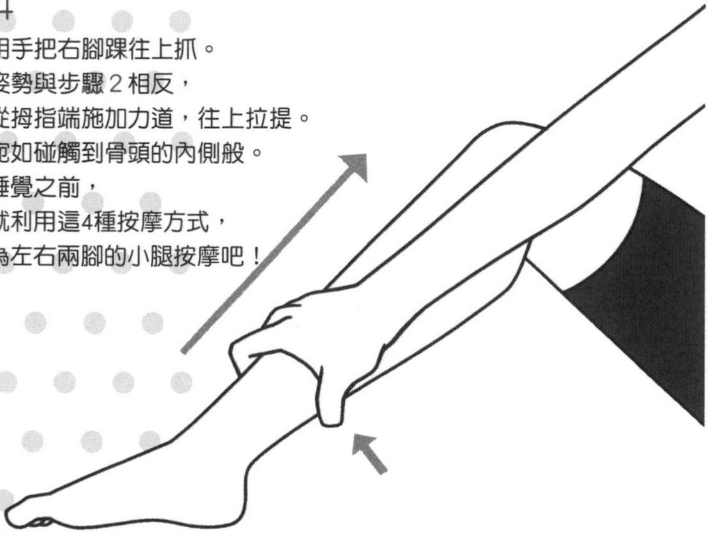

提高基礎體溫 3

小腿的按摩 2

小腿上有許多氣血進出的穴位。

按壓穴位，利用灸改善身體不適吧！

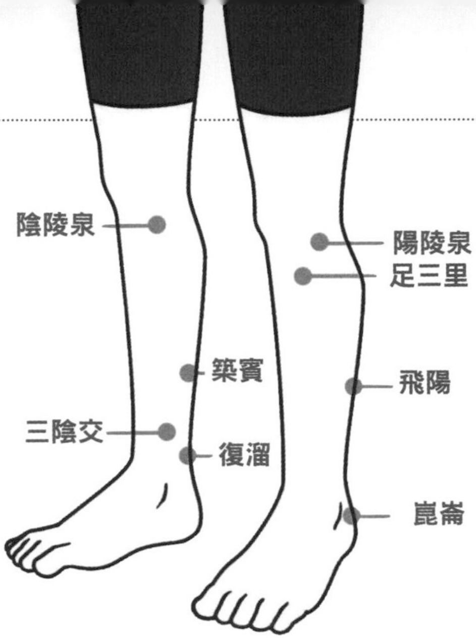

小腿內側

- 復溜　浮腫
- 築賓　虛冷、浮腫
- 三陰交
  月經不順、更年期障礙、虛冷、腰痛
- 陰陵泉　月經不順

小腿外側

- 崑崙　頭痛、肩頸僵硬
- 飛陽　全身倦怠
- 足三里
  調整腸胃不適、更年期障礙、便祕
- 陽陵泉
  抽筋、頭痛、喉嚨或眼睛腫脹

按壓！ 揉捏！ 拍打！

除了洗完澡之外，感到疲累、出現類似症狀時，更是需要加以按壓、揉捏、拍打。按摩時可利用吹風機的熱風，使穴位周邊充滿溫熱感，亦可以使用網球等小道具或藥局販售的免點火「黏貼型灸」◎。

＊檢視小腿
妳的小腿是好小腿嗎？

□ 不會冰冷

□ 具有彈性

□ 柔軟

□ 不會僵硬

□ 就算碰觸也不會痛

□ 用手指按壓放開後，馬上恢復原狀

□ 腳不會抽筋

□ 不會疲勞

小腿是被稱為
「第二心臟」的部位。
甚至只要觸碰小腿，
就可以知道身體狀態的好壞。
符合項目較少的人，
確實進行按摩吧！

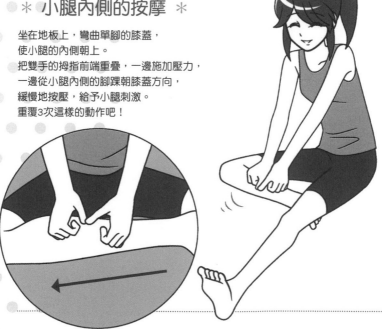

＊ 小腿內側的按摩 ＊

坐在地板上，彎曲單腳的膝蓋，
使小腿的內側朝上。
把雙手的拇指前端重疊，一邊施加壓力，
一邊從小腿內側的腳踝朝膝蓋方向，
緩慢地按壓，給予小腿刺激。
重覆3次這樣的動作吧！

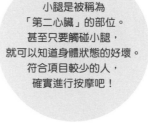

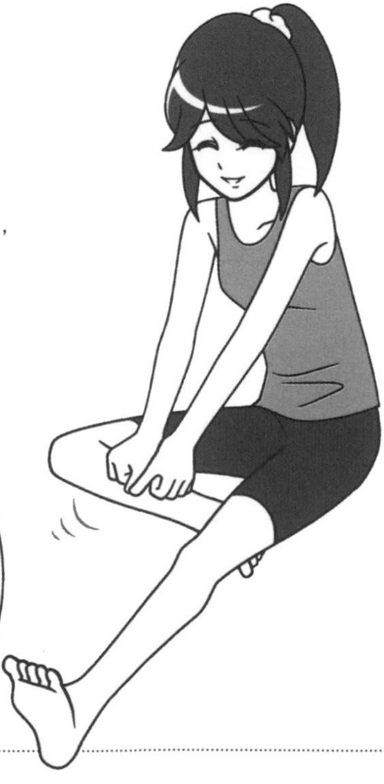

提高基礎體溫 4

指尖的按摩

指甲的邊緣是神經纖維密集的場所。
能夠幫助調整自律神經的平衡。

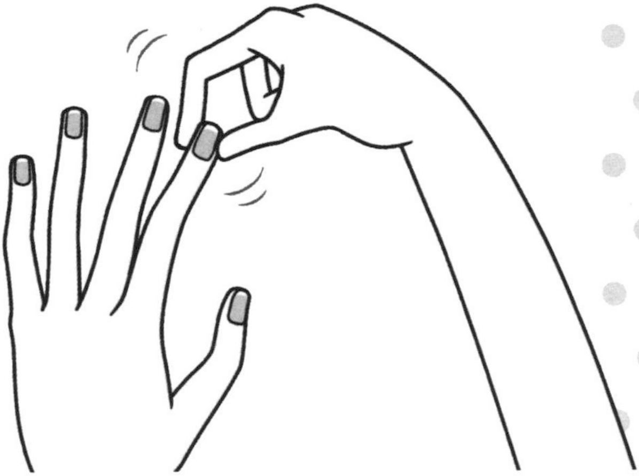

1

用拇指和食指從兩側抓著指甲邊緣，按壓揉捏約10秒左右。
每1根手指都要仔細按摩。
反方向也要進行相同的動作。
1天按摩1～2次，每天持續按摩吧！

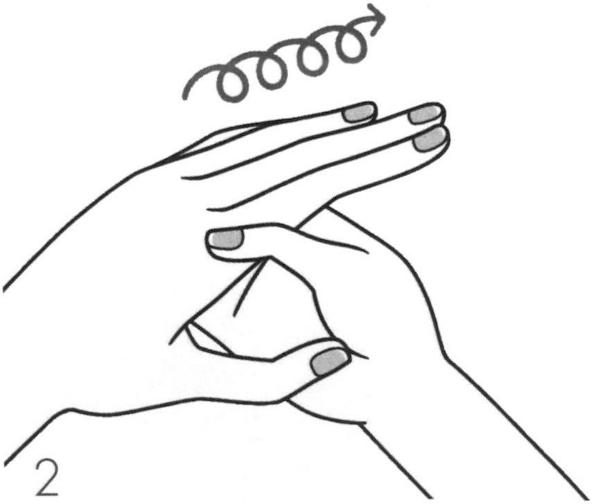

2

用反方向的拇指，以螺旋方式，
從手指的根部往指甲方向搓揉。
接著，仔細搓揉指甲的根部和關節。

3
腳趾也要進行
與手部相同的
揉捏按摩。

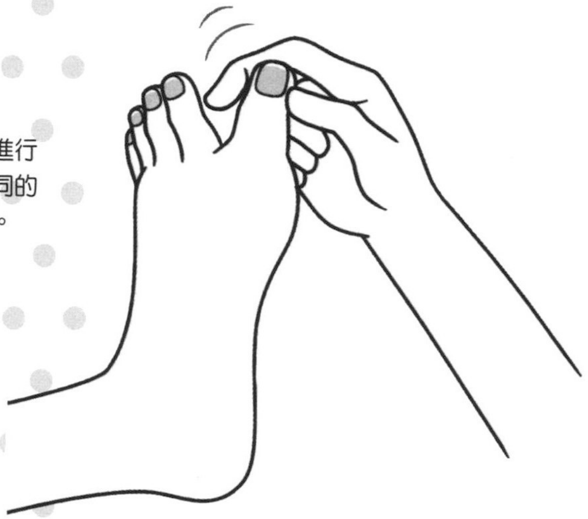

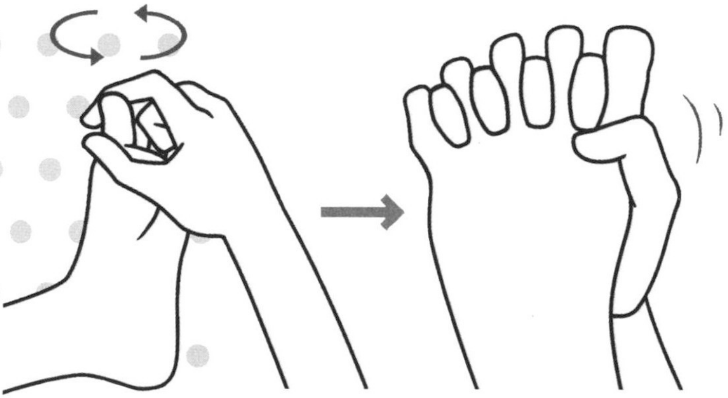

4
仔細地把每根腳趾往右、往左轉動。
之後，從下方用手指掐住腳趾，
重覆握住數次。

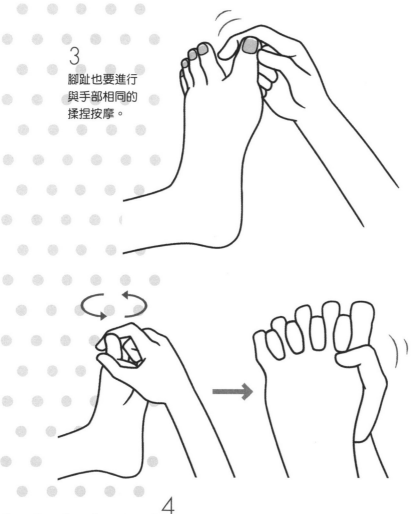

提高基礎體溫 5

腳底的按摩

舒展腳底的肌肉，可促進新陳代謝，也可恢復疲勞。同時還能改善肌膚粗糙、虛冷的症狀。

1

首先，先均勻按摩腳掌心。
有便祕症狀的時候，就從腳掌心平均揉捏至腳後跟。

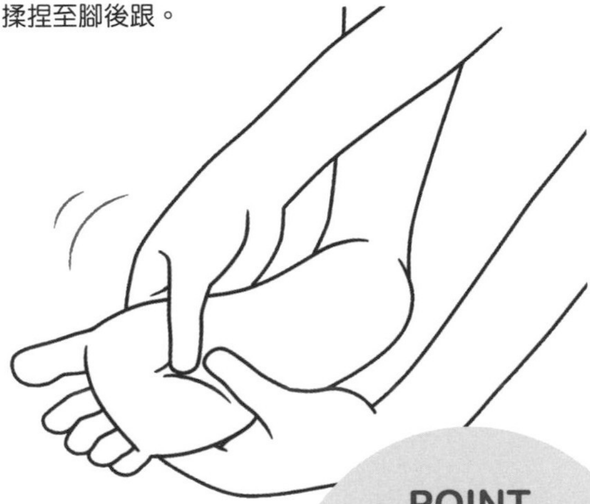

POINT
＊
發現僵硬的肌肉時，
就確實地揉捏、舒展肌肉。
以「輕按10秒左右，
緩慢放鬆」的方式，
重覆按摩5次左右。

POINT
＊
泡澡時或泡澡後，
腳掌會變得柔軟，
就會比較容易按摩。
另外，睡覺前等放鬆的時段
也相當適合◎。

POINT
＊
按摩之後，
可以得到放鬆效果，
可幫助自己熟睡、
消除眼睛疲勞，
也可舒緩肩膀僵硬或腰痛症狀，
甚至，促進腸胃蠕動等方面
的效果也值得期待。

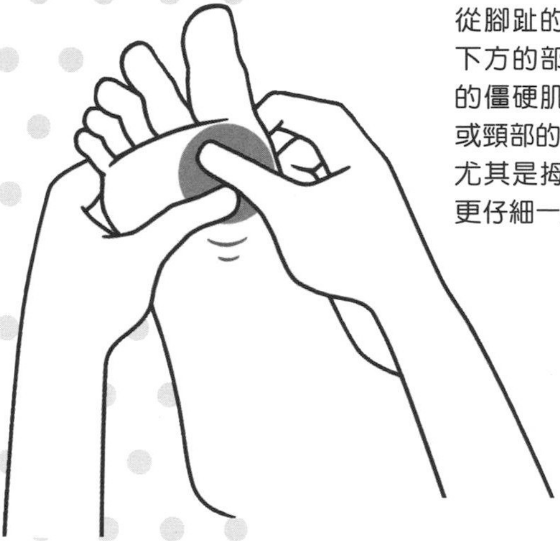

2

接著，按摩腳尖部分。
從腳趾的根部開始，確實按壓下方的部分，只要舒展這部分的僵硬肌肉，就可以舒緩肩膀或頸部的僵硬。
尤其是拇指周邊，可以按摩的更仔細一些。

3

按摩腳後跟和周邊。
這個部分具有舒緩經痛的效果。
另外，也請充分舒展腳後跟內側和腳踝之間的肌肉。

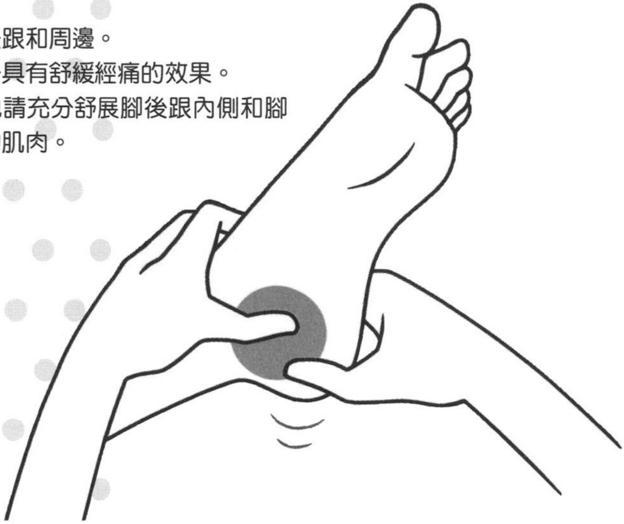

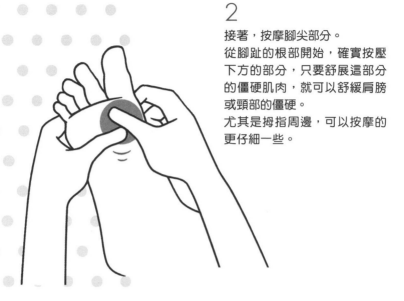

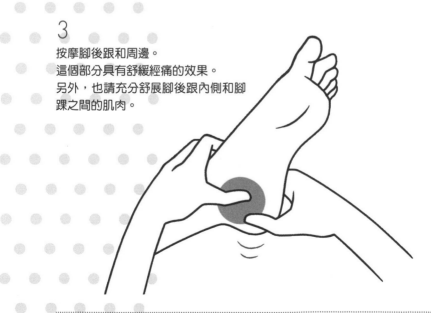

提高基礎體溫的簡單體操 1

腹部體操

鍛鍊腹直肌，促進血液循環。
腹部若有脂肪堆積，
就會形成虛冷的原因。

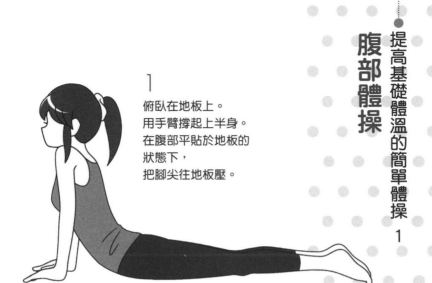

1

俯臥在地板上。
用手臂撐起上半身。
在腹部平貼於地板的狀態下，
把腳尖往地板壓。

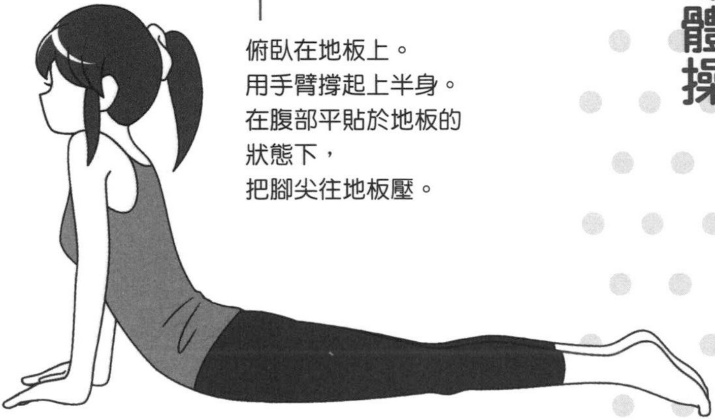

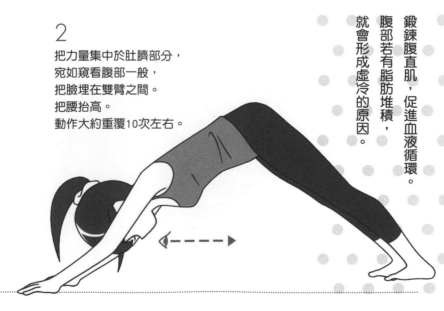

2

把力量集中於肚臍部分，
宛如窺看腹部一般，
把臉埋在雙臂之間。
把腰抬高。
動作大約重覆10次左右。

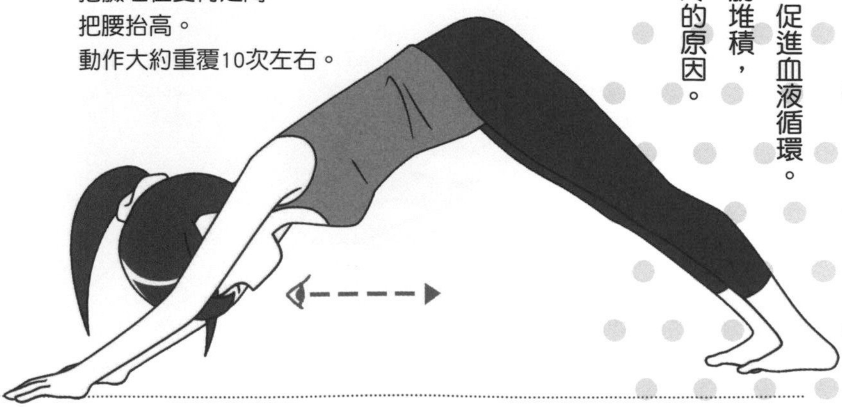

3

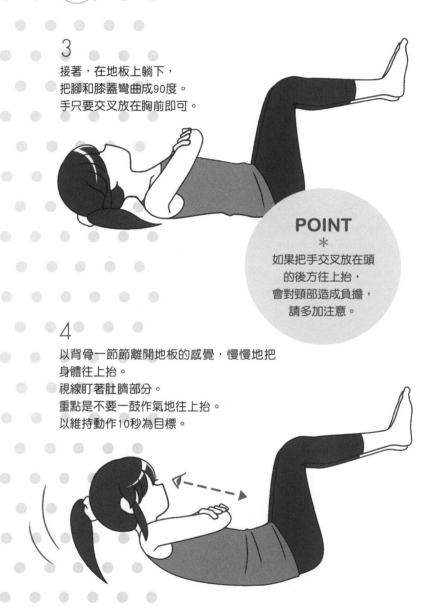

接著，在地板上躺下，
把腳和膝蓋彎曲成90度。
手只要交叉放在胸前即可。

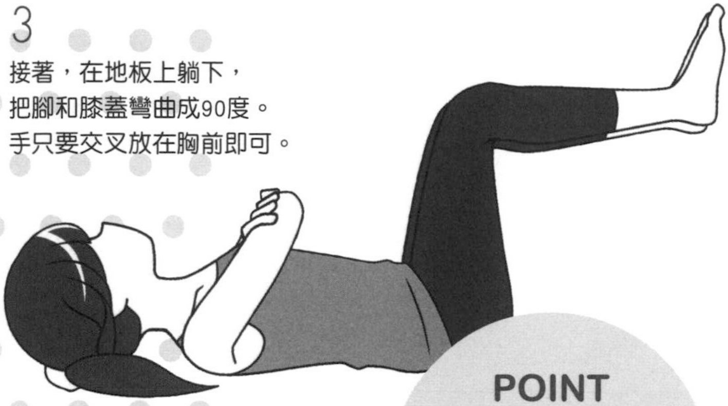

POINT
＊
如果把手交叉放在頭
的後方往上抬，
會對頸部造成負擔，
請多加注意。

4

以背骨一節節離開地板的感覺，慢慢地把
身體往上抬。
視線盯著肚臍部分。
重點是不要一鼓作氣地往上抬。
以維持動作10秒為目標。

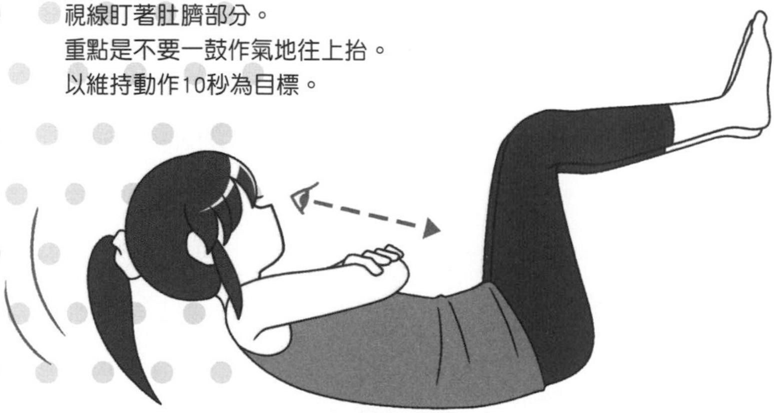

提高基礎體溫的簡單體操 2

舒展肩胛骨周邊的運動

平常很少使用的肌肉，
就算有僵硬的現象，
仍不會有所察覺。
有效舒展肩胛骨周邊的肌肉，
是很重要的事情。

1

仰躺。
請把手臂高舉至頭頂，
雙腳張開與肩同寬，腳尖朝向天花板。
手掌面向外側。

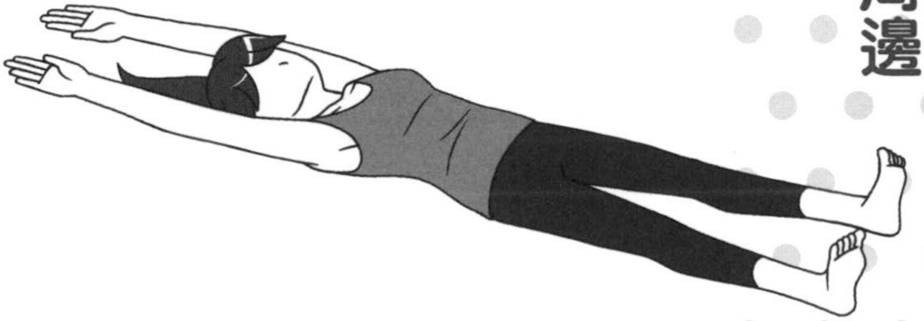

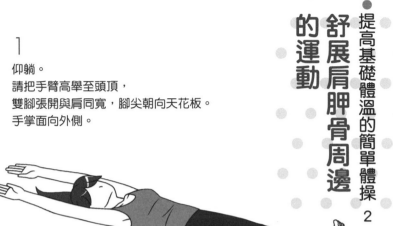

2

將腳後跟往外推，
使腳宛如往下拉一般，
手臂則宛如往上拉一般地伸展。
動作維持10秒後，放鬆。

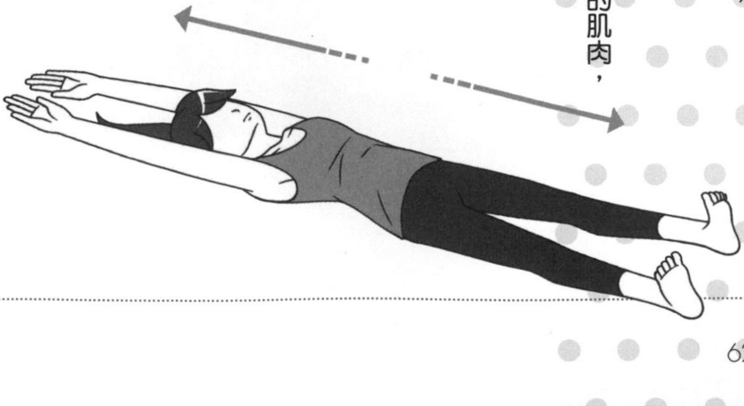

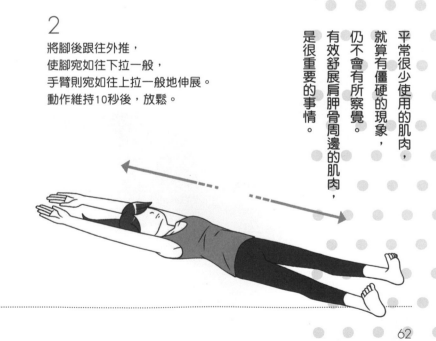

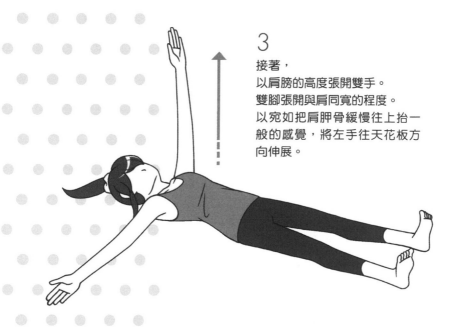

3

接著，
以肩膀的高度張開雙手。
雙腳張開與肩同寬的程度。
以宛如把肩胛骨緩慢往上抬一般的感覺，將左手往天花板方向伸展。

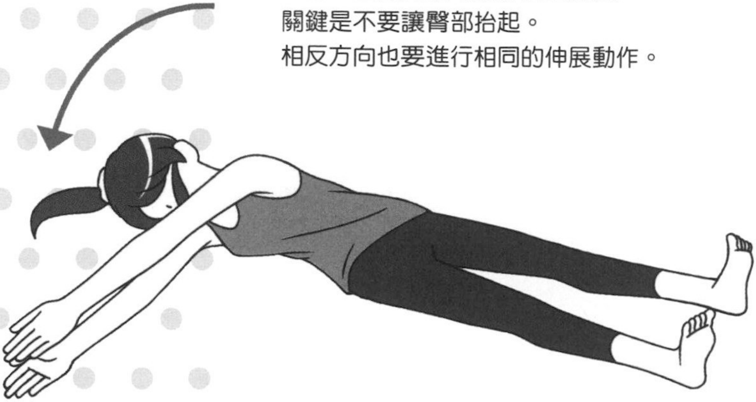

4

宛如把左手和右手合起般地倒向一邊，左脊背就可獲得全面伸展。
關鍵是不要讓臀部抬起。
相反方向也要進行相同的伸展動作。

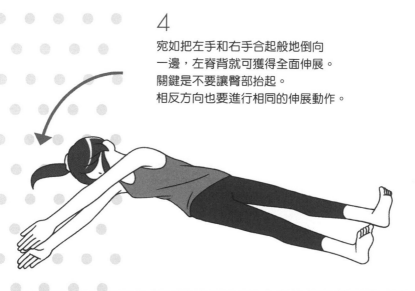

提高基礎體溫的簡單體操 3

腳尖的運動

1

坐在地板上。
首先，緩慢地轉動
左右的腳踝。

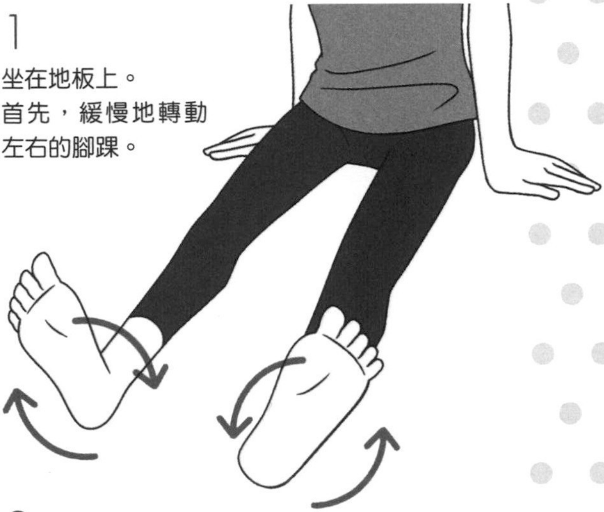

2

接著，用腳趾進行猜拳運動。
單腳做完運動後，再雙腳一起做。

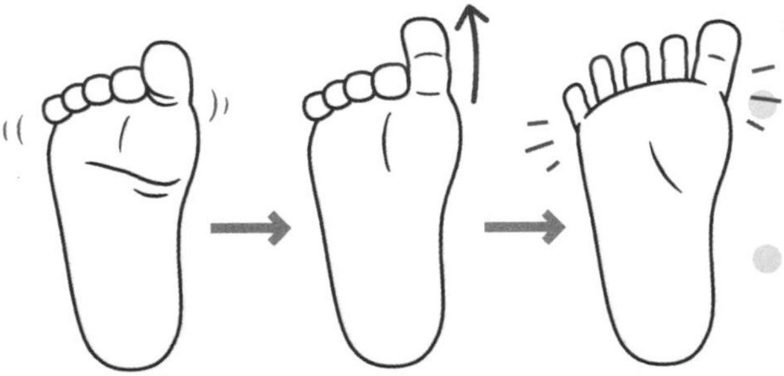

＊CHECK POINT

石頭
腳底的皺摺是否緊靠在一起？
剪刀
把拇指往前側或後側傾倒，是否只有拇指確實張開？
布
是否全部的腳趾都張開？

腳尖是距離心臟最遠的部分。
只要末端的血液循環變好，
全身的血液循環就會變好。

3

站立。
雙手自然地垂放在身體旁邊，腳張開與肩同寬。

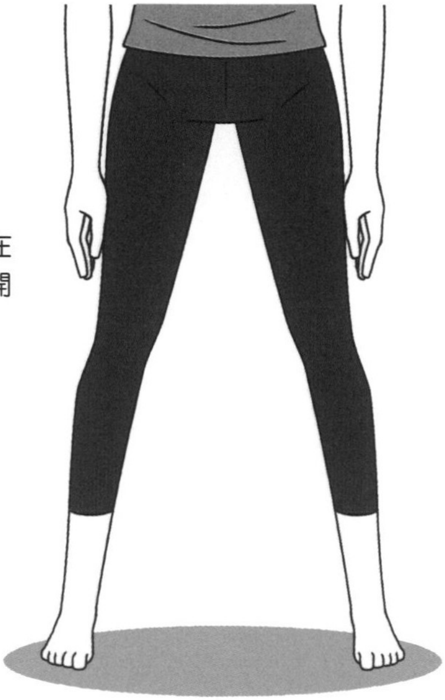

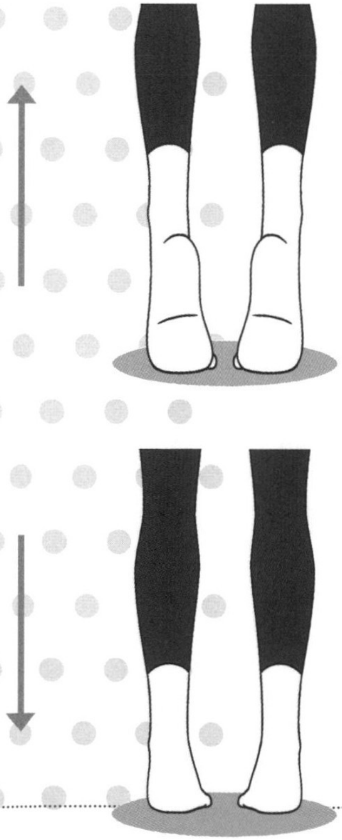

4

直接踮起腳尖，重覆後腳跟一上一下的動作10次。
會站不穩的人，只要站在牆壁前面，用手扶著牆壁就沒問題了。

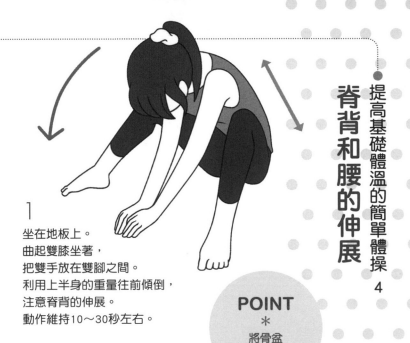

提高基礎體溫的簡單體操4

脊背和腰的伸展

1

坐在地板上。
曲起雙膝坐著，
把雙手放在雙腳之間。
利用上半身的重量往前傾倒，
注意脊背的伸展。
動作維持10～30秒左右。

POINT
＊
將骨盆
往後傾倒。

2

接著，把腳往前伸展。
曲起單腳的膝蓋，讓腳交叉。
把手臂轉到曲起的腳的外側，
一邊吐氣，一邊緩慢地扭轉腰部。
反方向也要進行相同的伸展，各10～30秒。

脊背或腰部虛冷，是造成肩膀僵硬、腰痛的原因。腰部的伸展也可以順便調整骨盆的歪斜。

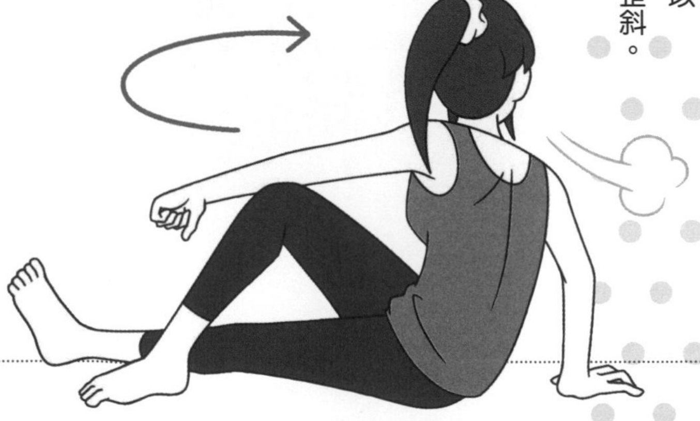

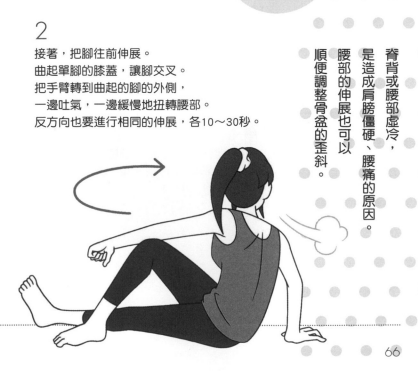

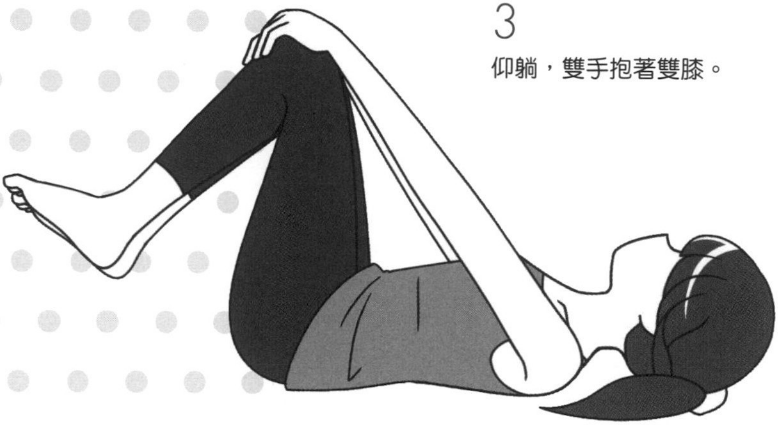

3
仰躺，雙手抱著雙膝。

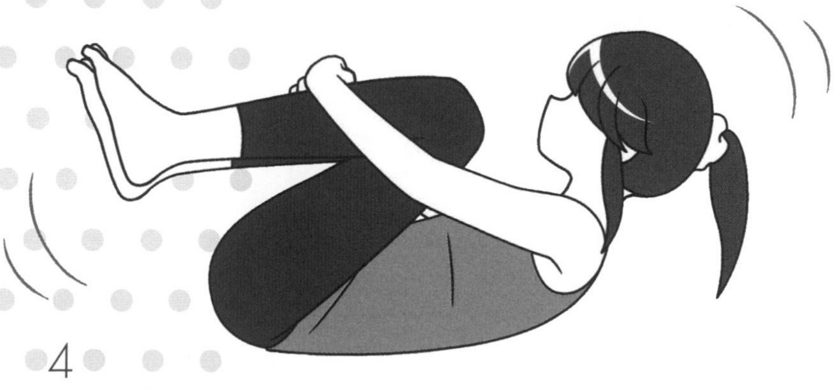

4
慢慢地把脊背彎成圓弧狀。
如果游刃有餘，就把頭往上抬，
宛如搖籃般地讓身體上下晃動。
這樣一來，就可以更進一步地伸展脊背的肌肉。
10～30秒。

提高基礎體溫的簡單體操 5

大腿前後的伸展

使大腿的肌肉軟化，就可以讓血液更容易運送至小腿。

1

站在牆壁前面。
左手貼著牆壁，
用右手抓著
右腳踝的腳背，
慢慢地把腳彎起。
相反方向也一樣。
一邊注意大腿前側
伸展的力道。

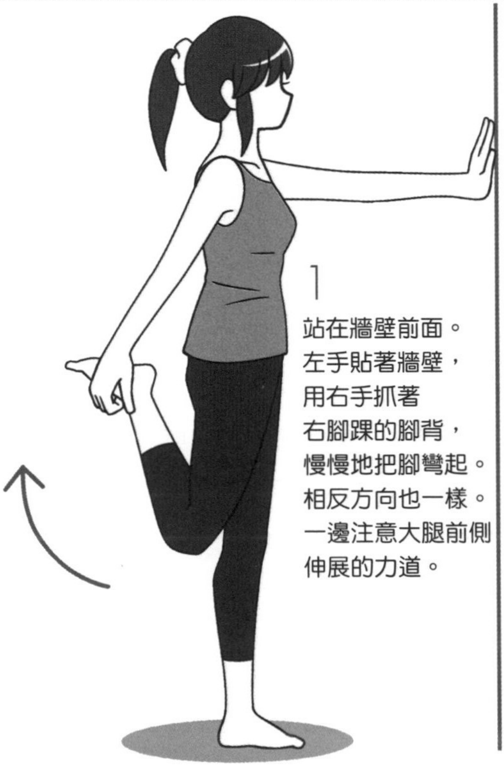

2

彎曲膝蓋，把腳底平
貼於牆壁，與牆壁呈
垂直般地仰躺。

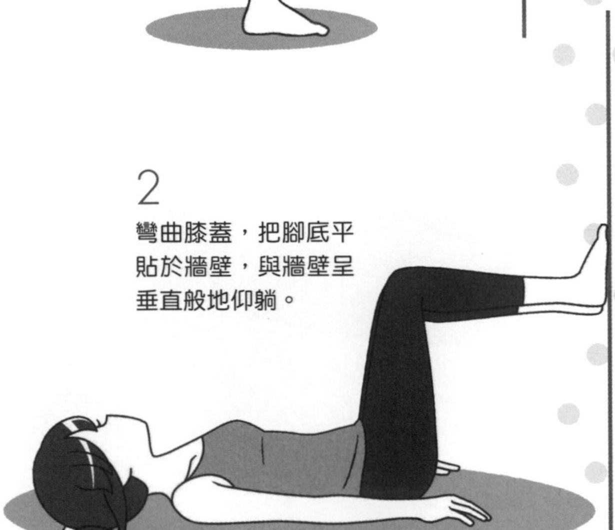

3

慢慢伸展膝蓋。
接著，讓腳尖與身體平行。
伸展大腿內側。

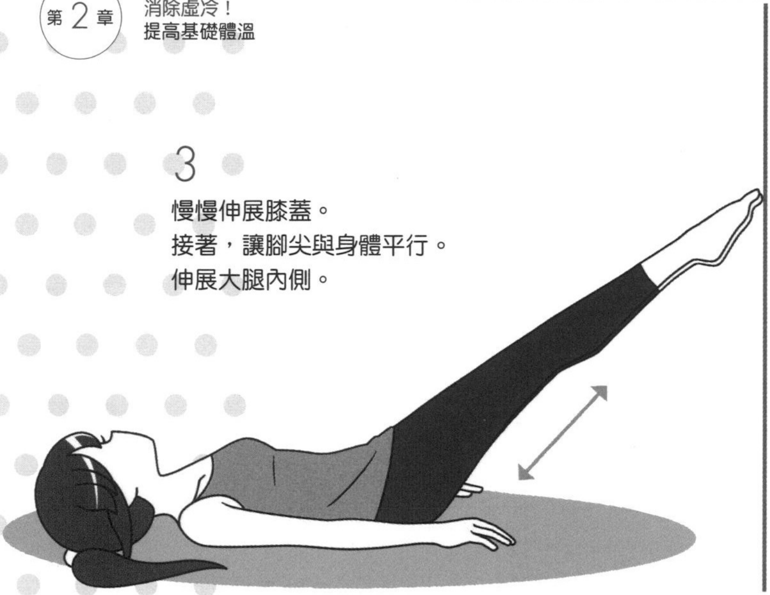

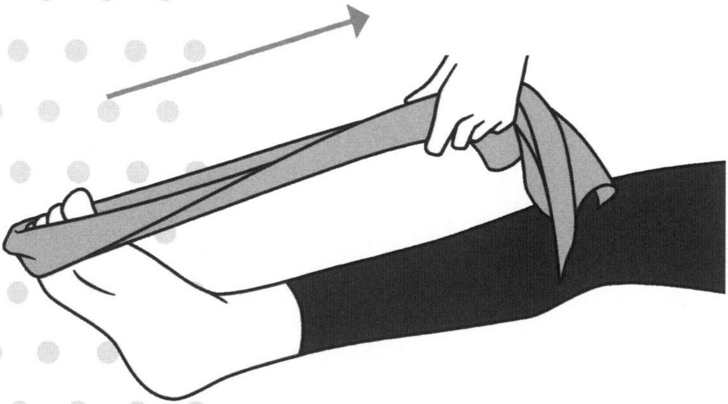

4

如果游刃有餘的話，只要用毛巾
拉緊腳尖，就能更進一步地伸展
大腿內側。

提高基礎體溫的簡單體操6

腳的運動

治療虛冷的基本就是提高基礎體力。
首先，要養成活動身體的習慣。

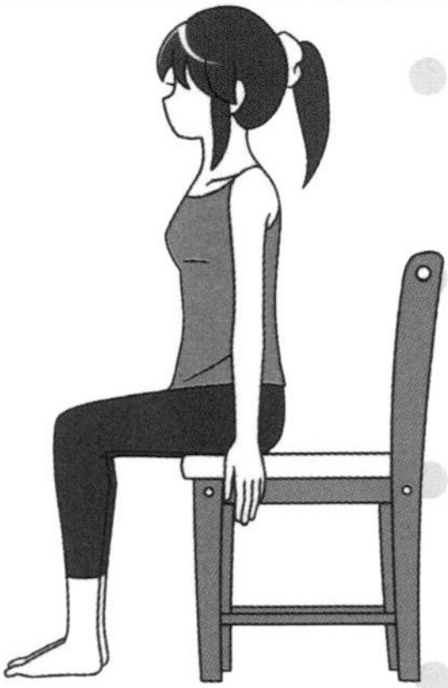

1

淺坐在椅子上，放鬆。
只抬起一隻腳。
這個時候，確實伸展膝蓋，
維持10秒。
為避免身體傾倒，
確實抓著椅子，讓身體穩定吧！

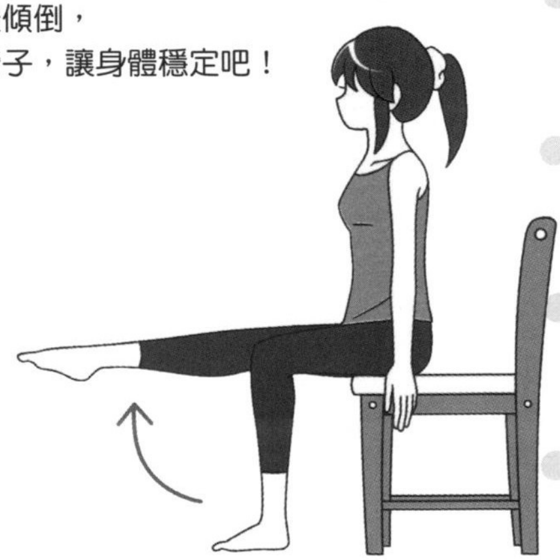

2

接著，在抬腿的狀態下，進行腳掌的運動。
伸展腳掌的動作維持10秒後，
把腳尖朝向天花板，維持10秒。
反方向也要進行相同的動作。

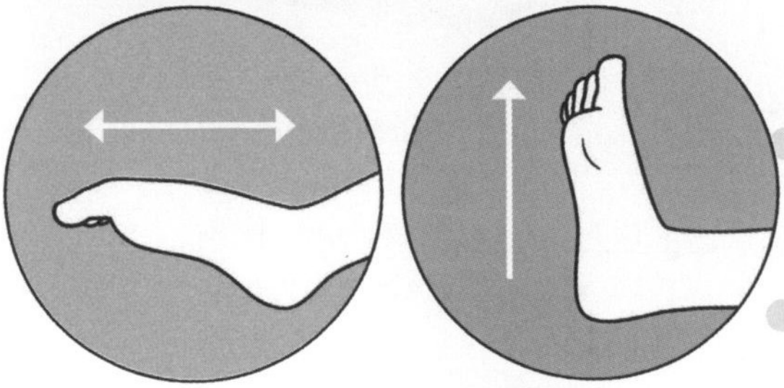

3
接著，雙膝靠攏後，
把雙手合併，
放進大腿之間。

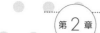

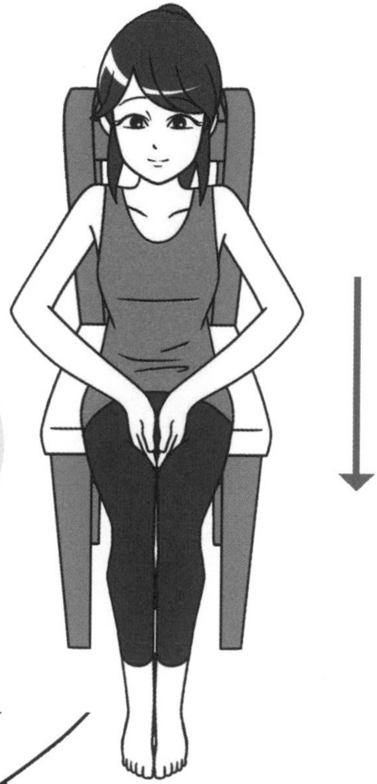

POINT
＊
動作時要避免
脊背彎曲。

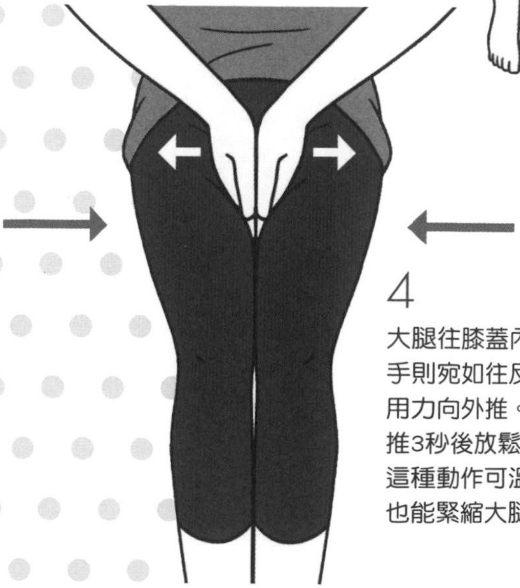

4
大腿往膝蓋內側施力，
手則宛如往反方向打開般地
用力向外推。
推3秒後放鬆，重覆約10次左右。
這種動作可溫熱身體，
也能緊縮大腿內側。

提高基礎體溫的簡單體操 7

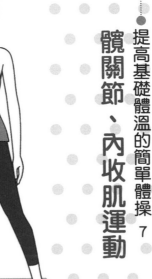

髖關節、內收肌運動

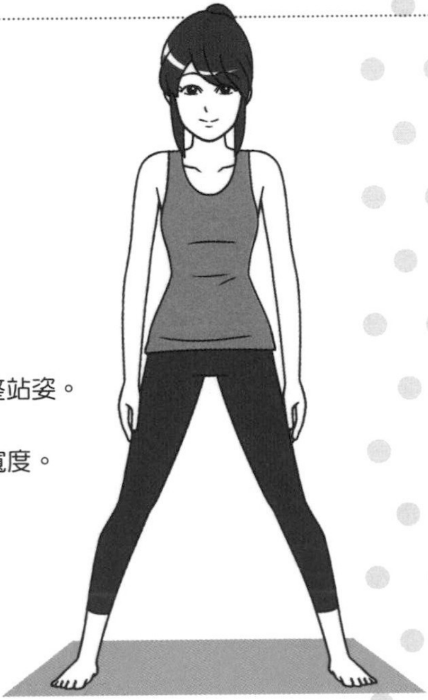

1

站在地板上，調整站姿。
把腳打開，
呈比肩膀更寬的寬度。
腳尖呈八字。

2

把腰部放低至膝蓋的高度。
這個時候，要避免身體往前傾，
並確定臀部沒有往後凸出。
進行10次。

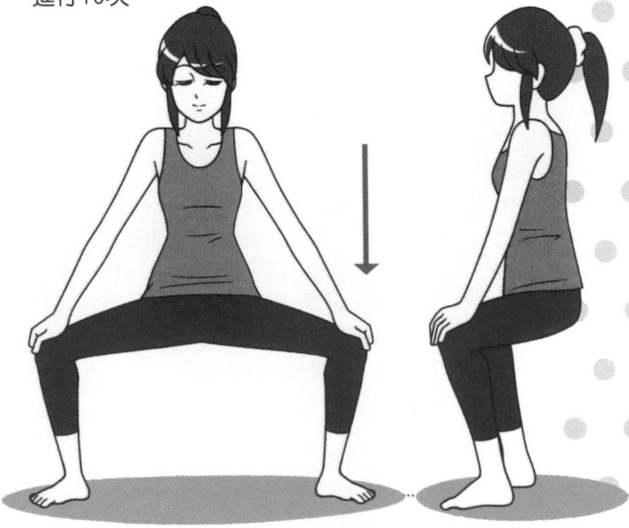

大腿是容易隨著年齡增長
而產生贅肉的部位。
使大腿肌肉軟化，也可預防O形腿。

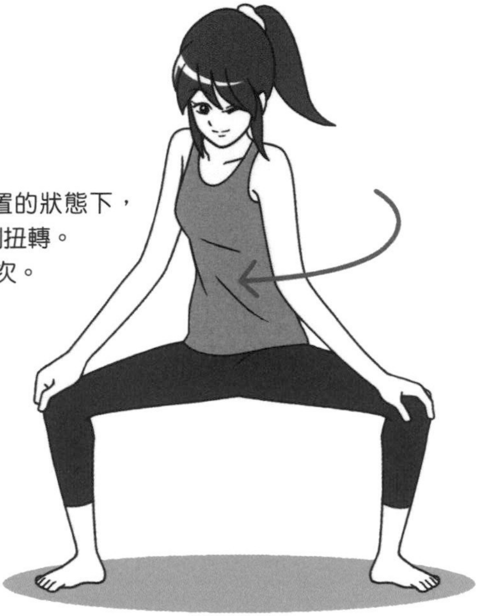

3
在不改變腳部位置的狀態下，
慢慢把肩膀往內側扭轉。
左右交叉動作各5次。

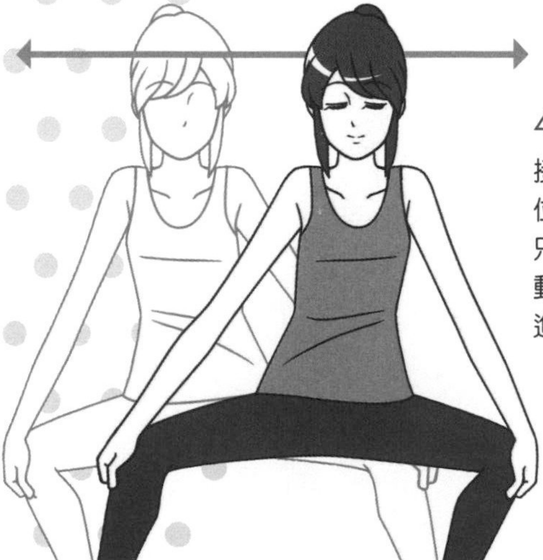

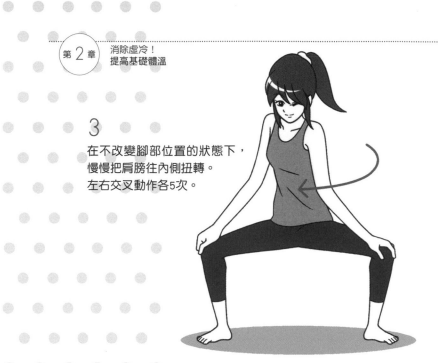

4
接著，在不改變腳部
位置的狀態下，宛如
只把上半身往左右挪
動般地動作。
進行10次。

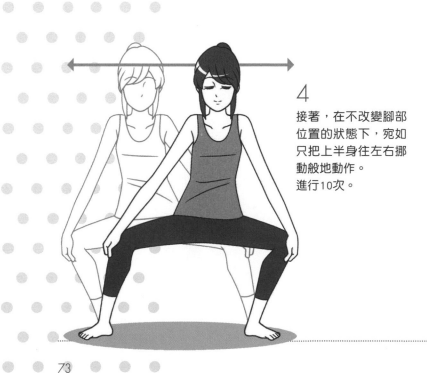

提高基礎體溫的簡單體操 8

膝蓋的伸展

支撐膝蓋並確實活動腳部的肌肉，
也與腰部和骨盆周圍的肌肉作用有關，
所以必須徹底地伸展。

1

淺坐在椅子上，只
把單腳往前伸展。

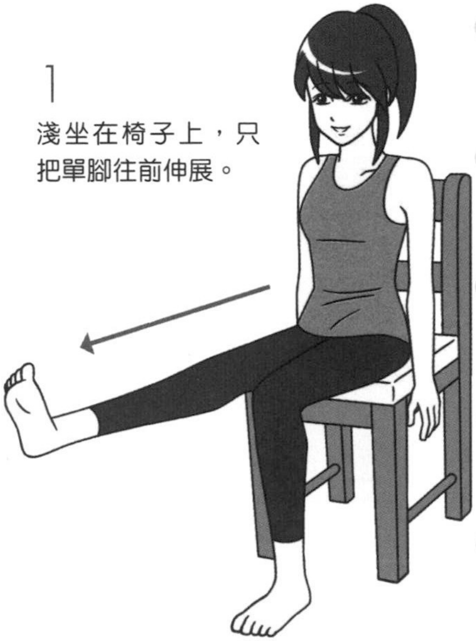

2

用雙手按壓伸展的膝蓋，同時把上半身往前傾倒。
彎曲的時候，吐氣。
只要膝蓋沒有彎曲，
就可以掌握到臀部至
膝蓋背後的伸展
感覺了◎。

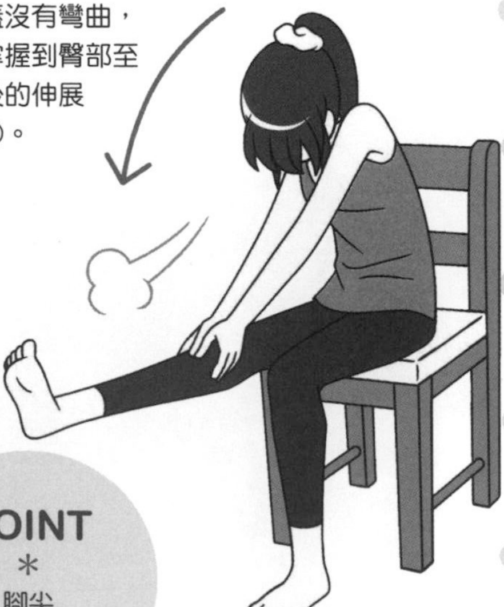

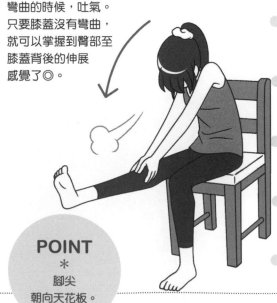

POINT
＊
腳尖
朝向天花板。

3

接著，把腳交疊
在膝蓋上方。

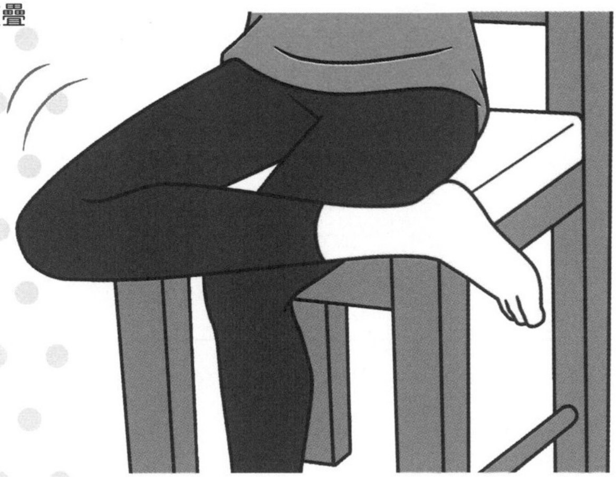

4

把放在上方的腳放鬆，
運用另一腳的膝蓋，
刺激阿基里斯腱至
膝蓋背後的部位。
反方向也要進行
相同的動作。

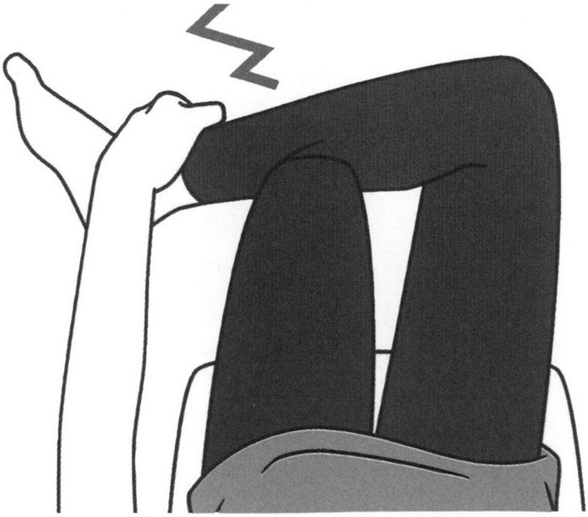

泡澡溫體 1

浸泡溫熱的熱水

光是淋浴，並沒有辦法溫熱身體。
從體內溫熱身體的
最佳方法就是泡澡。

1

在38～40℃的
溫熱洗澡水中浸泡30分鐘，
是最佳的泡澡方式。
最理想的是半身浴。
想全身浸泡時，也可以將半
身浴和全身浴組合搭配。

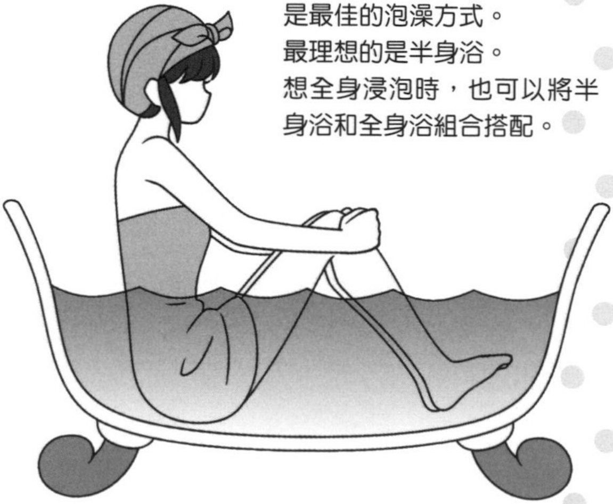

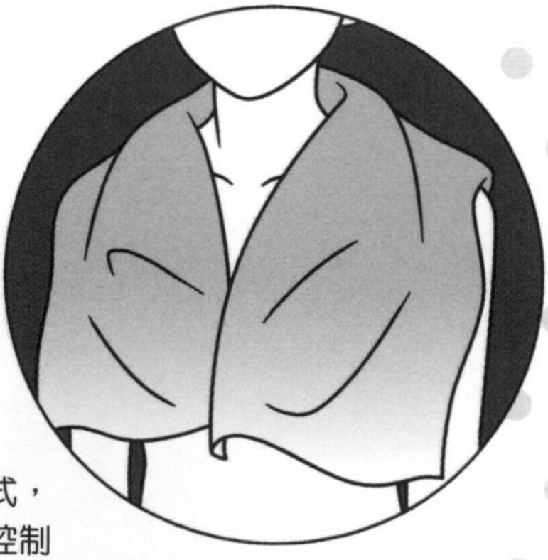

2

半身浴可利用
水位調整或泡澡
用椅子的運用方式，
把洗澡水的高度控制
在胸部的下方。
如果肩膀會感到冰冷，可以在肩膀上覆蓋毛巾。
另外，如果擔心洗澡水會變冷，
就預先在澡盆上蓋上一半的蓋子。

3

躺浴比半身浴（浸浴）更能夠讓身體放鬆。
把椅子挪移到澡盆的中央，坐下來放鬆全身的力量，讓身體浮在澡盆中。
水壓可以減輕身體的負擔，與半身浴一樣，可以長時間浸泡。

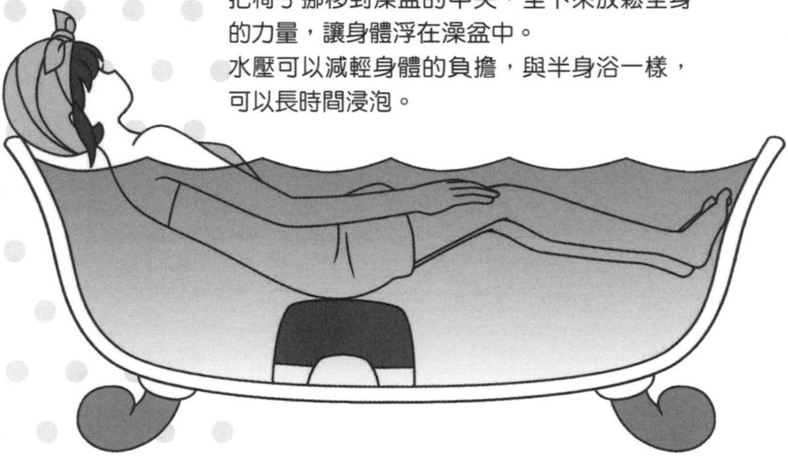

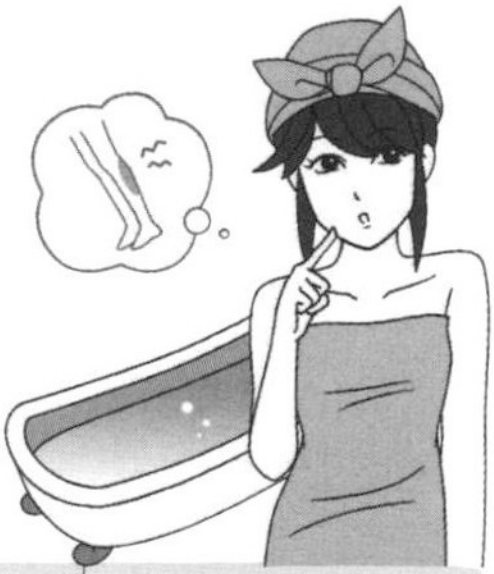

＊症狀和洗澡水的溫度

症狀	洗澡水溫度	時間
疲勞	略溫	長時間
腳的浮腫	略溫	長時間
難以入睡	溫	長時間
腹瀉	熱	適當 半身浴

泡澡溫體 2

春夏秋冬…享受季節！

在四季分明的日本，現在仍有很多承襲至今的泡澡習俗。據說藥浴是平安時代開始的一種醫療方式。藥浴不僅能夠感受到季節氛圍，同時也具有符合相對季節的效用存在。

春

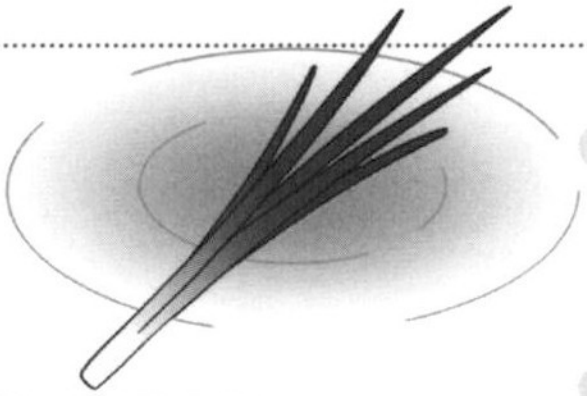

菖蒲浴

效用 ▶ 促進血液循環、安定精神

5月5日端午節。

其實這個時期正是健康狀態最容易亮紅燈的季節交替時節，所以才會使用含有藥效成分在內的菖蒲。

1 ●把水存放在澡盆裡，放進菖蒲後煮沸※。若是使用浴缸，則要預先把菖蒲放進浴缸裡，再加入洗澡水。

2 ●如果要讓菖蒲散發出香氣，就先把洗澡水的溫度增高，待溫度下降至恰當溫度後再入浴。

夏

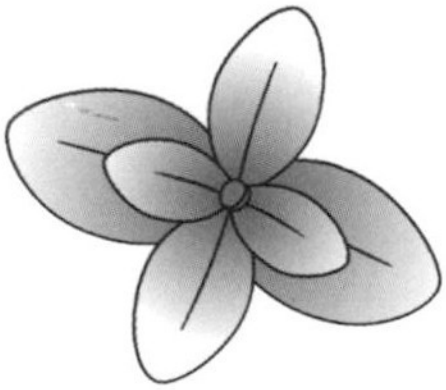

薄荷浴

效用 ▶ 促進血液循環、抗菌消炎、清涼感

薄荷浴具有保溫效果，可以在一邊享受清涼感的同時溫熱身體，入浴後全身會充滿清爽感，最適合炎熱的夏季。

對於冷氣房所造成的虛冷、怕熱，還有疲勞恢復別具效果。

1 ●把薄荷葉陰乾。

2 ●把陰乾的薄荷葉放進布袋，從上方沖淋洗澡水，悶熱約15分鐘之後，把全部的薄荷葉放進澡盆裡。

※利用可攜式洗澡水加熱器（風呂ヒーター）加熱。
日本國內依型號分有加熱或保溫等功能。

秋

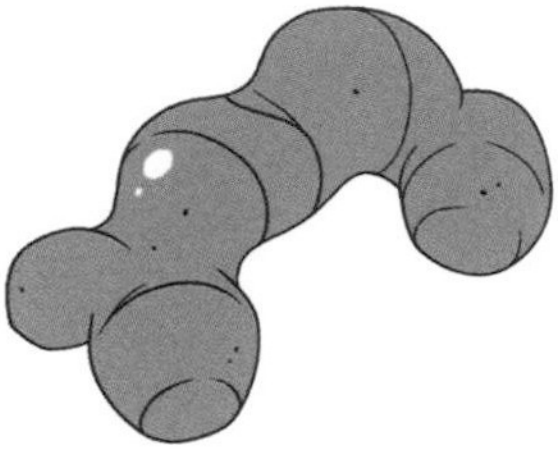

生薑浴

效用 ▶ 保溫、促進血液循環、抗菌

生薑可以由內往外地慢慢溫熱身體，
所以具有舒緩風濕或虛冷等症狀的作用。

1 ●生薑帶皮磨成泥。

2 ●把磨成泥的生薑放進布袋裡，只要在入浴前放進即可。

冬

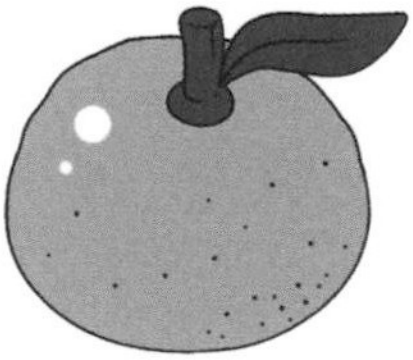

柚子※浴

效用 ▶ 保溫、促進血液循環、美膚、重振精神

一年當中，太陽位置最低的時期就是冬至。
依照習俗，日本人會在冬至時期吃南瓜、
泡柚子浴。
據說只要在冬至的這一天泡柚子浴，
『一整年都不會感冒』。
只要把一整棵柚子放進澡盆裡
就可以了。
雖然切開之後，香氣會更好，
但是，事後處理會很麻煩，
所以最好先放進布袋裡面。

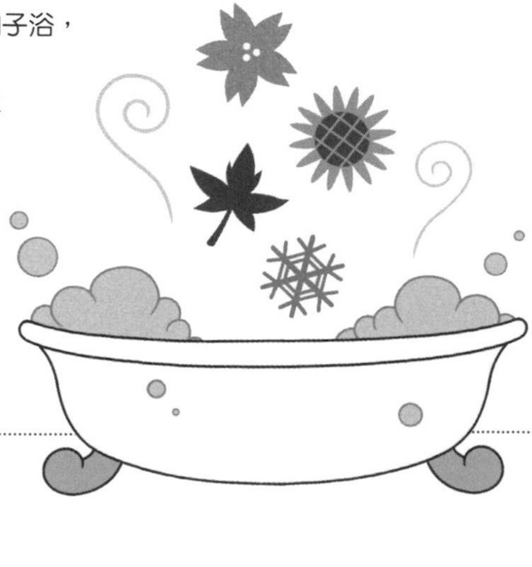

※指的是日本柚，
又可稱香橙或羅漢橙。

基本的步行

正確的步行方式

1

步行或慢跑等有氧運動具有燃燒脂肪的效果。
此外，活動全身肌肉也可以幫助身體的溫熱。
找不到時間運動的時候，
上下班或購物時，
就盡可能用走的吧！

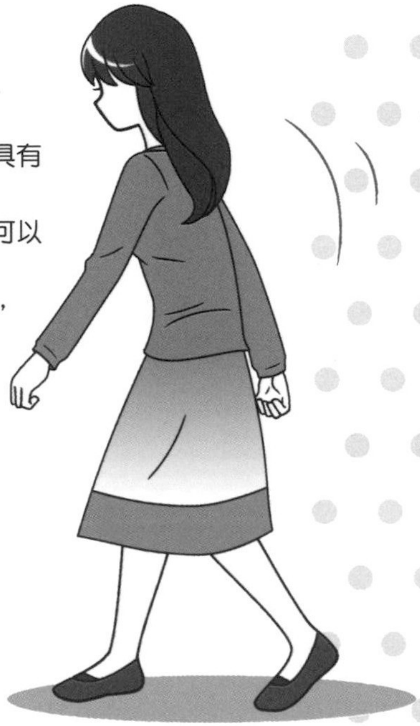

在不知不覺間養成的習慣。
檢視一下自己的步行方式吧！
要不要試著看看鏡子或倒映在窗前的自己？

＊檢視步行方法吧！

- □ 鞋底的磨損部位都在外（內）側
- □ 不自覺地駝背
- □ 走路發出啪噠啪噠的聲響
- □ 經常絆倒
- □ 腳浮腫
- □ 腳抽筋
- □ 有時會腰痛

只要有一個項目符合，
就有可能是走路的姿勢不正確。

正確步行的關鍵

步行的訣竅就在重心。
只要踏出的腳的重心正確，
骨盆就會呈現挺直的狀態。

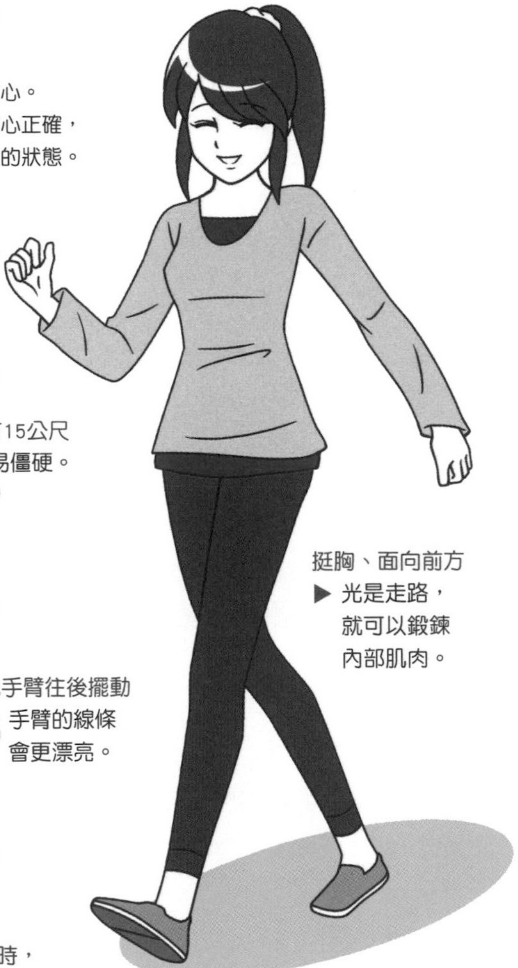

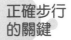

放鬆肩膀的力量
▶ 肩膀不容易僵硬。

面朝前方。
眼神正視前方15公尺
▶ 頸部不容易僵硬。

注意挺直脊背
▶ 不容易引起駝背、
脊背僵硬、疼痛。

挺胸、面向前方
▶ 光是走路，
就可以鍛鍊
內部肌肉。

把手臂往後擺動
▶ 手臂的線條
會更漂亮。

不要仰著腰
▶ 不容易引起腰痛。

踏出腳時，
輕輕伸展膝蓋
▶ 小腿會往上，
腳踝會變細。

後腳跟先著地，
讓腳掌全面平貼於地後，
以腳尖推蹬地面。
▶ 可鍛鍊腳趾。

COLUMN

鞋子的挑選方法

只要掌握到重點，走路也會變得輕鬆！

不論姿勢再怎麼良好，如果姿勢因為鞋子而失去準度，再怎麼努力，也都只是徒勞無功。鞋子的挑選不光是設計，如何確認鞋子是否適合自己的腳，也是相當重要的事情。

●拇指的腳根部分

如果鞋子的寬度不適合，就會讓腳掌感到緊繃、疼痛，甚至有可能造成拇指外翻。

●腳趾的前端距離鞋子前端的空間

如果鞋子裡的空間有足以做猜拳運動的空間，就可以確實抓住地面。

●後腳根的弧度

後腳根的弧度如果和鞋子的弧度不符合，就會引起摩擦破皮，或是鞋子鬆脫。

●腳掌心

腳是靠3個足弓來支撐身體的平衡，足弓一旦失衡，就會使腳出現障礙。

第3章

改善體質！促進健康的淋巴按摩

淋巴具有回收並搬運
體內所淘汰的老廢物質及
疲勞物質的作用。
如果淋巴的循環不順暢，
多餘的水分或老廢物質
就會蓄積在體內，
進而出現浮腫或健康狀態
不佳等現象。

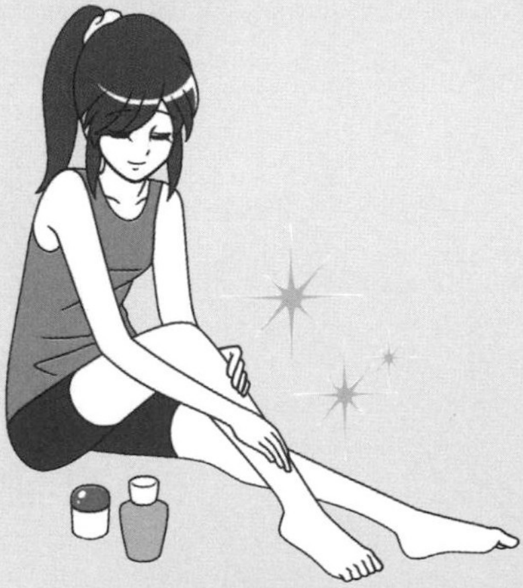

淋巴按摩是引出自然療癒力，將身體導向健康狀態的按摩法

淋巴的循環具有不同於血液循環的第二循環系統功能。組織液會經由微血管流回靜脈，但是，極少部分的組織液則會經由淋巴管，匯入左右鎖骨下靜脈。淋巴管的中途有淋巴結（腺），負責產生新的淋巴球及免疫抗體，同時處理細菌及異物。

血液是利用心臟的脈動進行循環，淋巴液的循環則是來自於肌肉，肌肉的動作會產生宛如幫浦般的效果，把組織液送出，所以淋巴系統的壓力比較低，液體的流動速度也比較緩慢。尤其是下肢部分，更會因為運動不足而使靜脈和淋巴的循環變差，進而造成浮腫。

進行淋巴按摩，可以讓老廢物質的循環變得順暢，此外，肌肉也會變得更容易舒展。按摩要以促進循環的方式，從末梢往中樞方向，以輕輕搓揉的方式，仔細進行按摩。

＊按摩的方法和注意事項

●注意事項

- ●飯後2小時內和飲酒後應避免按摩
- ●生病或受傷、身體不適的時候不可以按摩
- ●上下左右的按摩次數都要相同
- ●懷孕初期不要進行按摩
- ●在泡澡期間或洗澡後等身體溫熱的時候按摩，效果最佳
- ●希望讓按摩更滑順時，就使用按摩用的精油或凝膠
- ●按摩前後要充分攝取水分

●多加注意！

① 不要用力過猛

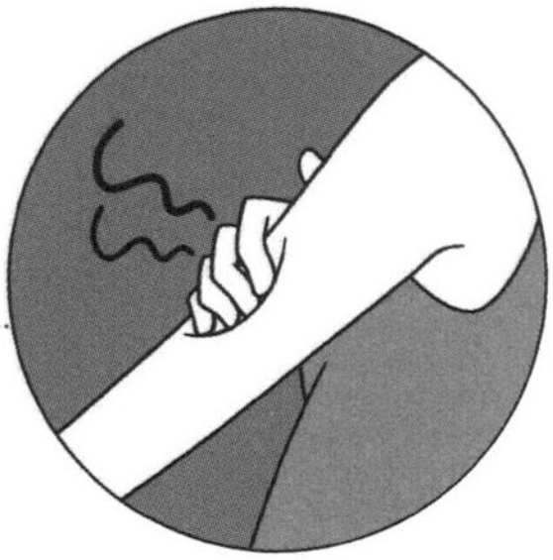

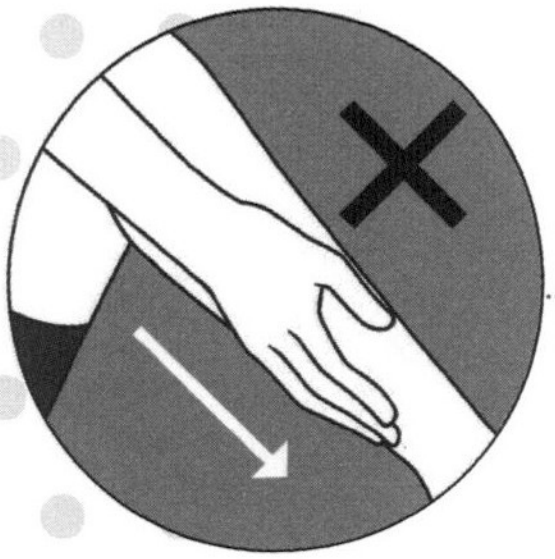

② 方向正確

③ 用整隻手按摩

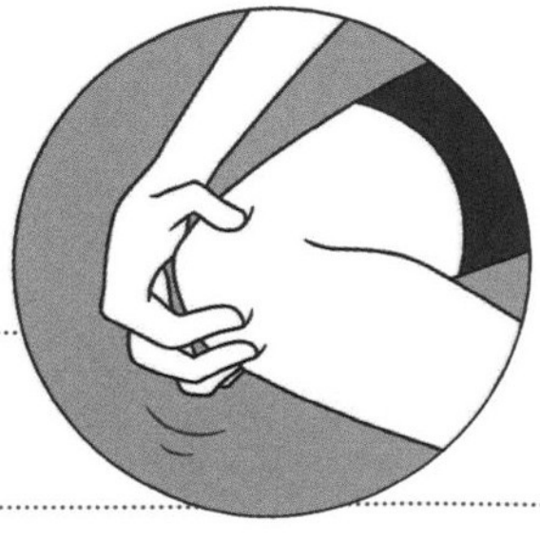

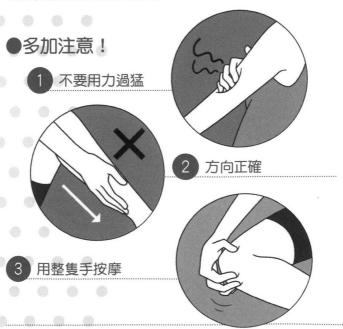

促進淋巴循環的按摩法 1

大腿的淋巴按摩

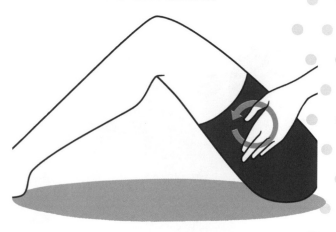

大腿的鼠蹊部（大腿根部）有比較大的淋巴，可以提高循環效果。

1

坐在地板上。
曲起左腳，
用雙手從腳尖或腳背一路搓揉至腳的根部。
左手的手掌平貼在左腳的根部，
由下往上搓揉5次左右。

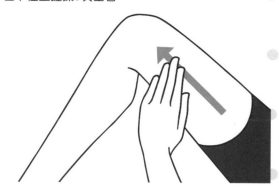

2

以畫小圓般的方式，按摩大腿的內側。

3

接著，以畫半圓的
方式，搓揉大腿的
前側部分。

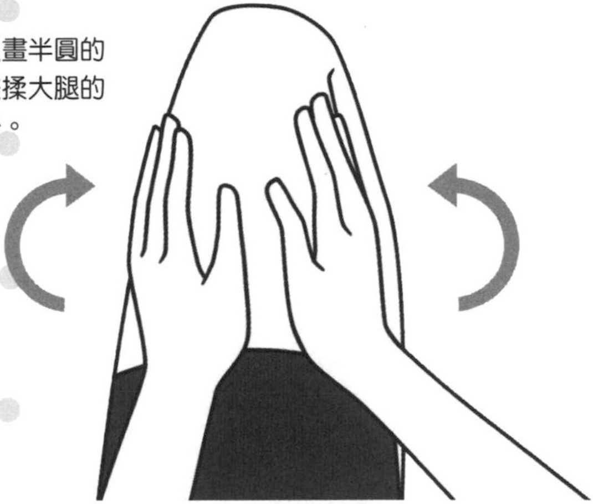

4

大腿外側也以半圓狀的方式進行按摩。反方向的腳
也要進行與1～4相同的步驟。

淋巴按摩
原本就是從末梢往中
樞輕撫的方法。

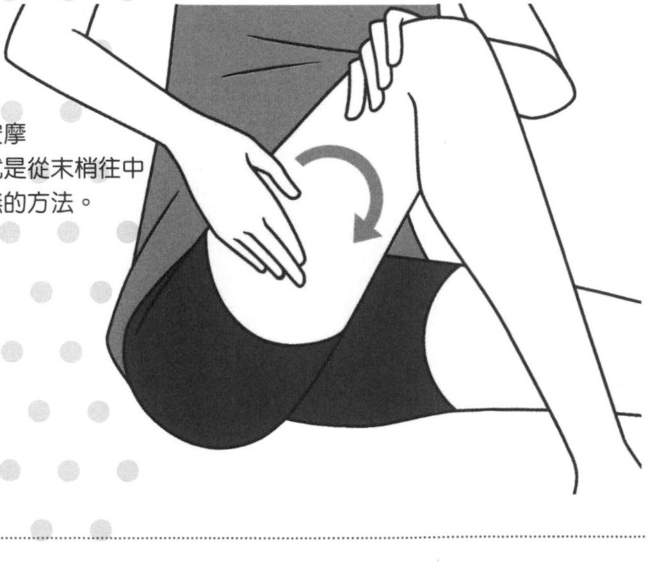

促進淋巴循環的按摩法 2

臀部的淋巴按摩

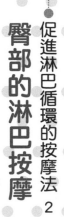

臀部周圍是容易虛冷的部位。充分按摩，避免血液或淋巴循環、新陳代謝變差。

POINT

＊

手要採用這種形狀！

將拇指以外的4根手指併攏，使手掌呈U字形，按摩時，和拇指一起動作。

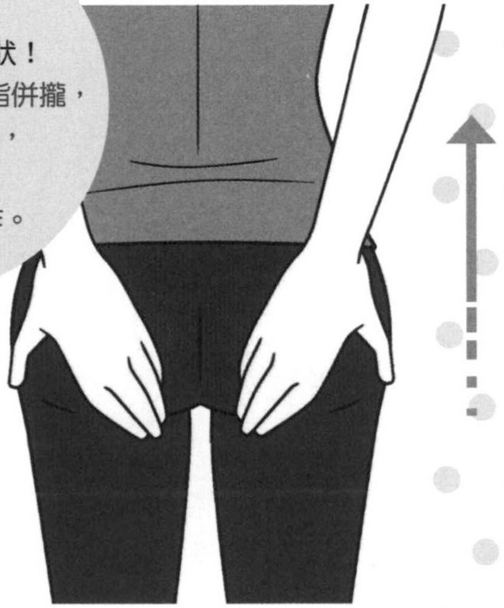

1

從臀部的下方開始，由下往上搓揉至腰部。

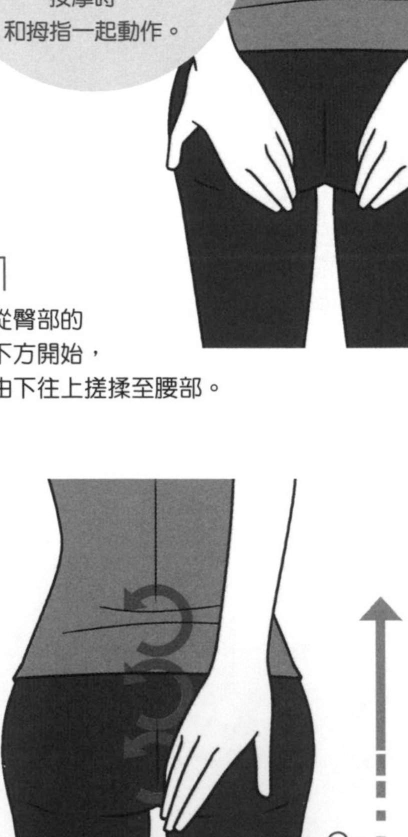

2

接著，把臀部分成3等分，從臀部中央往上搓揉至腰部。

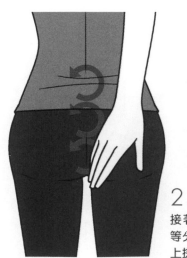

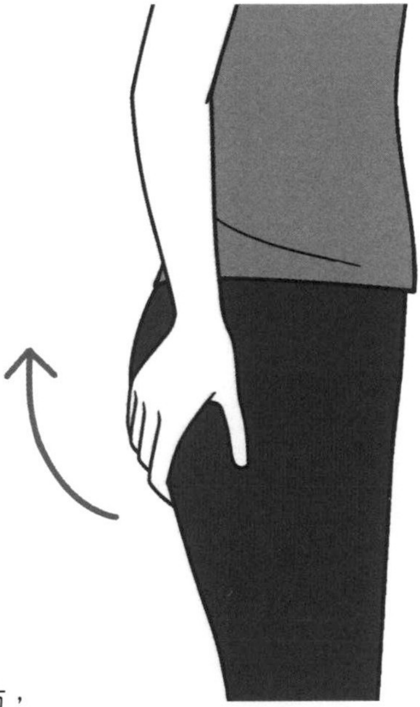

3

宛如把腳的根部
往上拉提般，
往上搓揉5次。

4

把雙手放在薦骨的下方，
以倒八字方式往外側搓揉。

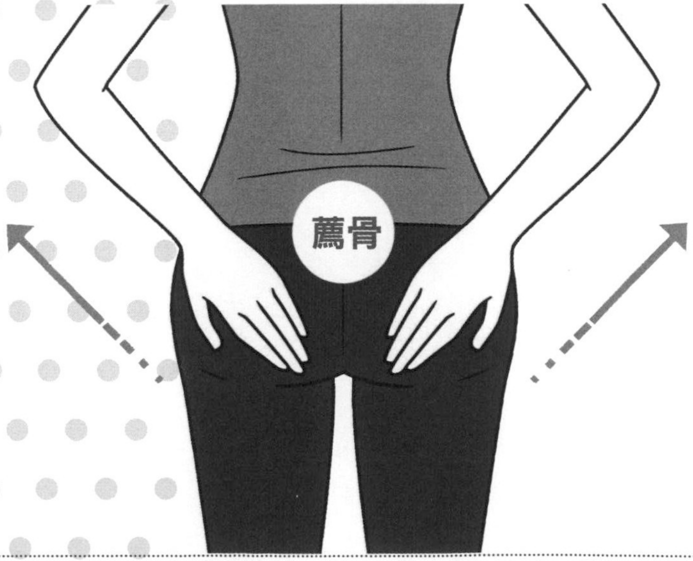

促進淋巴循環的按摩法3

腹部的淋巴按摩

腹部周圍是最容易堆積脂肪的部位。
給予適當的刺激，
也能提高子宮及卵巢的功能。

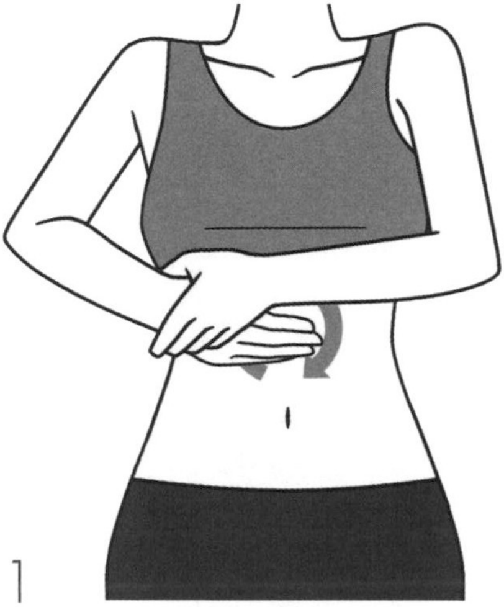

1
用左手握著右手的手腕，
往順時針方向按摩心窩附近5次。

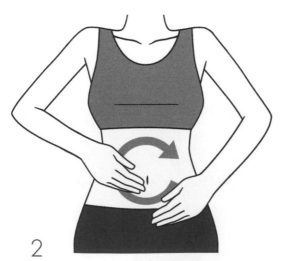

2
接著，往順時針方向搓揉腹部整體。

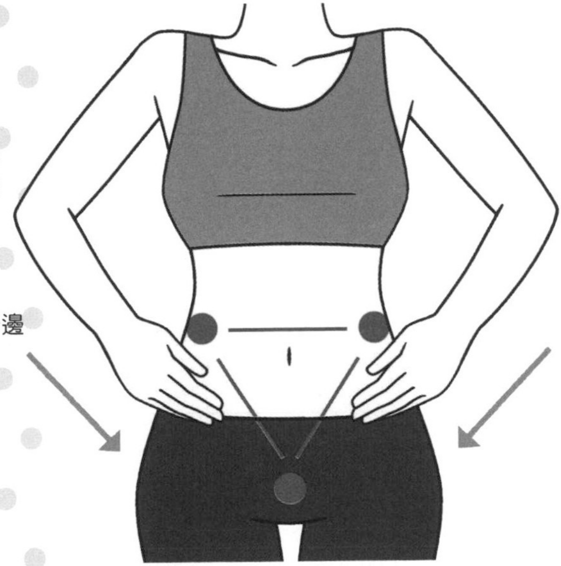

3

搓揉腰部左右的最細部分和恥骨連接而成的倒三角形5次。
把手放在腰部，從兩側往中心一邊按壓一邊搓揉。

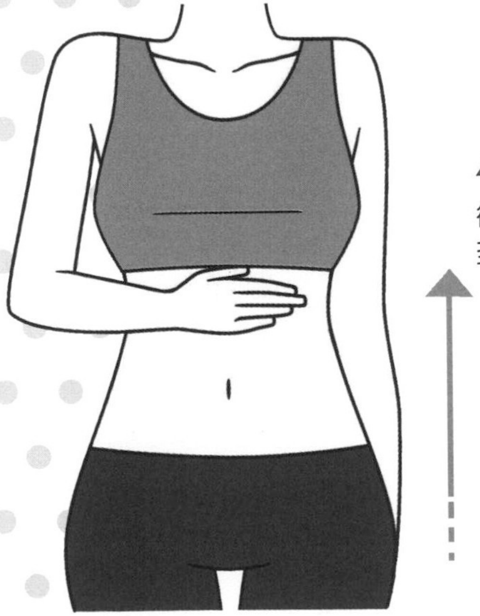

4

從恥骨往上筆直搓揉至心窩部分。

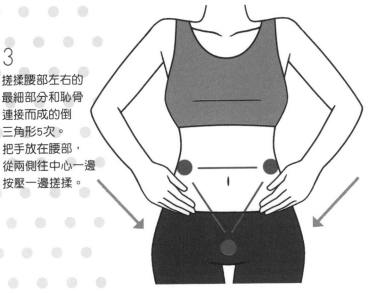

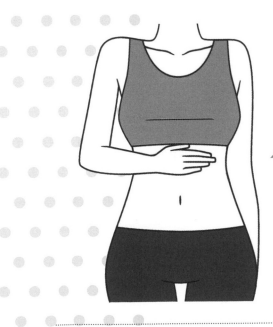

促進淋巴循環的按摩法 4

手腕至胸部的淋巴按摩

只要去除上半身的浮腫，
血液循環也會隨之變好。
讓淋巴循環變得更順暢吧！

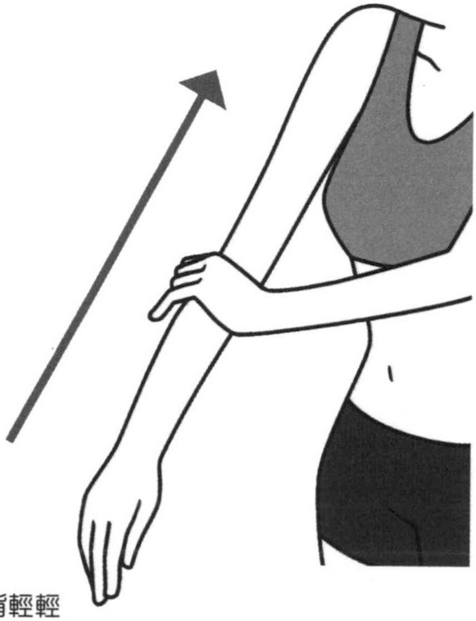

1

從手背輕輕
搓揉至肩膀。接著，
一邊搓揉，一邊扭轉上臂。

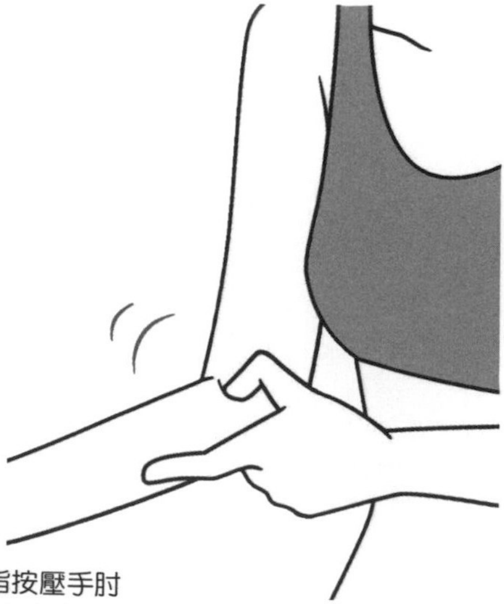

2

用拇指按壓手肘
內側5次左右。

3

用食指和中指輕輕搓揉位在鎖骨中央部分的「天突」。
如果搭配淋巴按摩，進一步刺激穴位，就能更具效果。

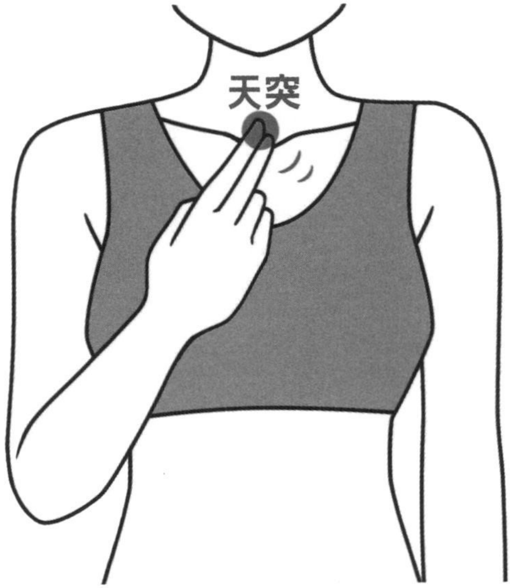

4

往順時針方向，一邊按壓名為「膻中」的穴位。

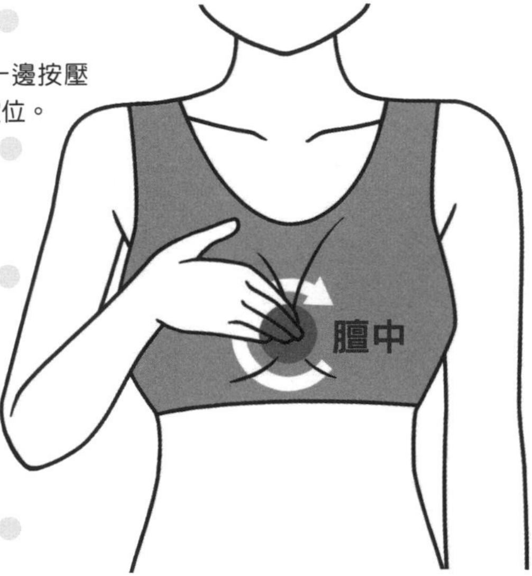

促進淋巴循環的按摩法 5

胸部和頸部的淋巴按摩

頸部和鎖骨是淋巴管集中的部位。
就算只有這個部分也沒關係，
每天進行按摩吧！

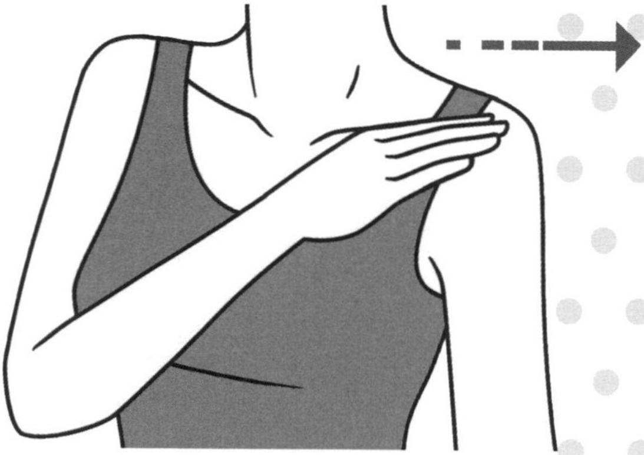

1

把右手放在左邊的鎖骨上，慢慢搓揉至肩膀。
反方向也要進行相同的按摩。

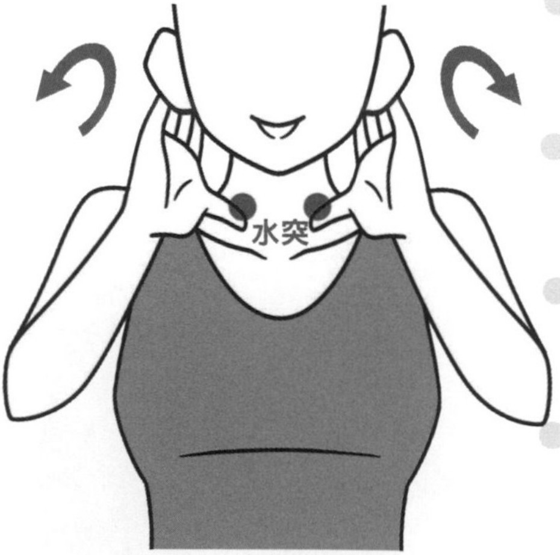

2

把手指平貼在耳朵下方，
宛如從後方往前轉動般地畫圓，進行按摩。
把手指放在位於頸部的「水突」，
宛如從後方往前轉動般地搓揉。

3

「缺盆」位在鎖骨的凹陷處。
用食指、中指、無名指的指腹輕輕按壓。
反方向也要進行相同的動作。

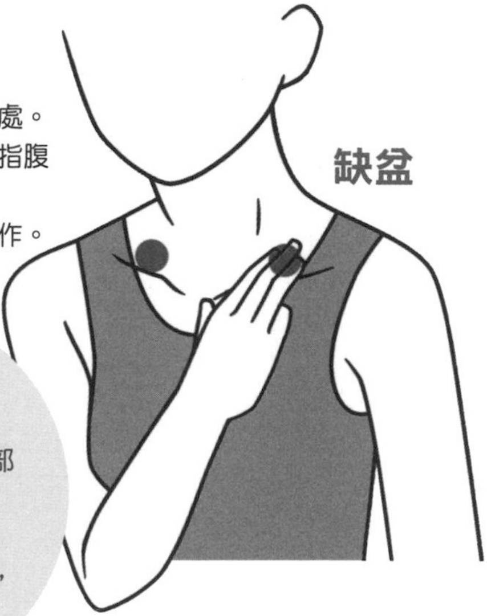

POINT

＊

「缺盆」是臉部及頸部的淋巴流入的部位。
只要刺激這裡，
就可以促進淋巴循環，
氣色也會變好。

4

「中府」是位在鎖骨下方突出部分下移1指寬的穴位。
用食指、中指、無名指的指腹輕輕按壓這裡。
反方向也要進行相同的動作。
這個穴位可以促進肩膀周圍的血液循環，同時也可預防感冒。

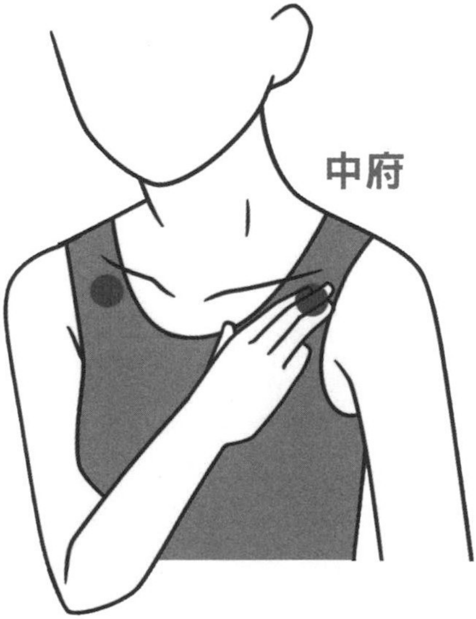

促進淋巴循環的按摩法 6

腰部至腳踝的淋巴按摩

下半身是血液循環最容易變差的部位。
每天細心地按摩，是相當重要的工作。

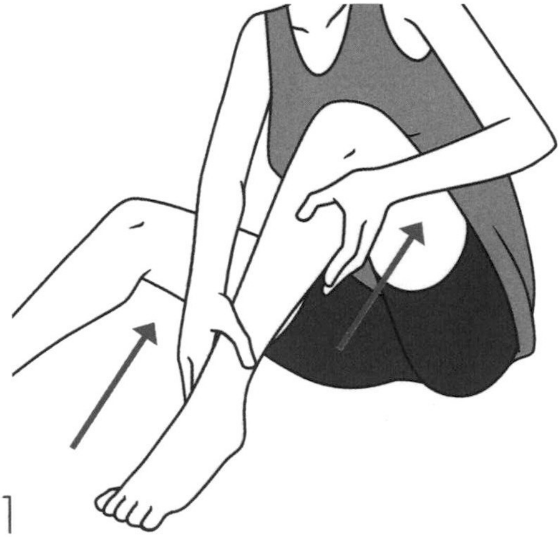

1

坐在地板，先把雙手的拇指放在左腳踝的外側。
手以交錯方式，一邊往大腿的根部挪動，一邊用拇指仔細地搓揉。
反方向也要進行相同動作。

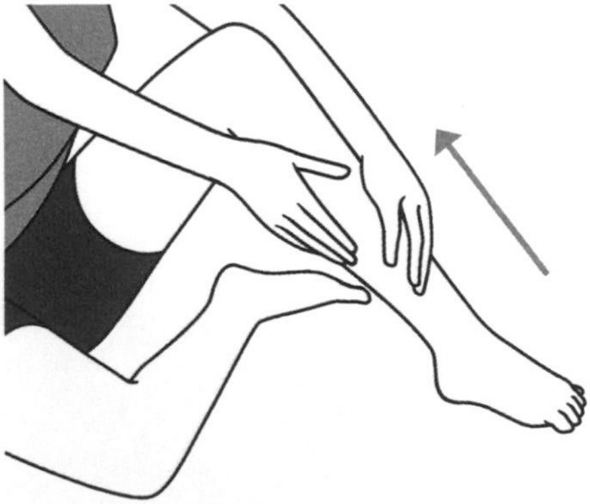

2

接著，按摩步驟1的內側。
只要把單膝曲起，就可以更容易按摩。
把手掌放在腳踝上，往上搓揉至大腿部分。
反方向也要進行相同動作。

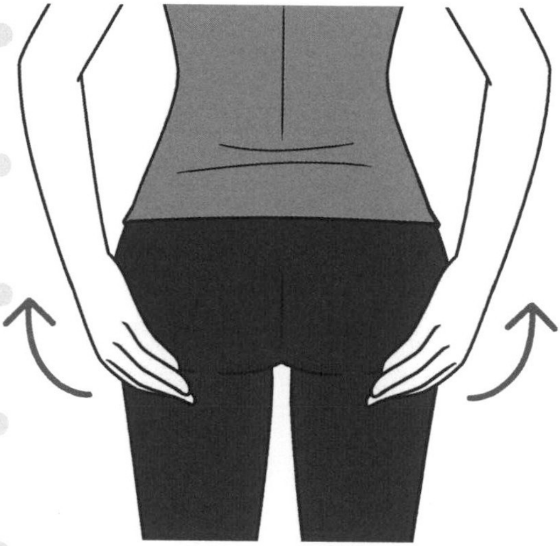

3

站起來。
把手放在臀部和大腿的交界處，宛如把臀部往上抬一般，用手掌向上搓揉3次。

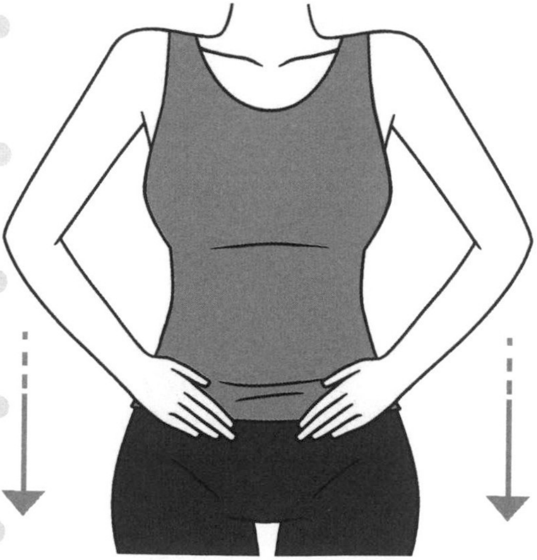

4

接著，進行反方向的按摩。
從上往下搓揉下腹和大腿的交界處。
使用拇指之外的4根手指加以搓揉，僵硬的部分尤其更需要仔細搓揉。

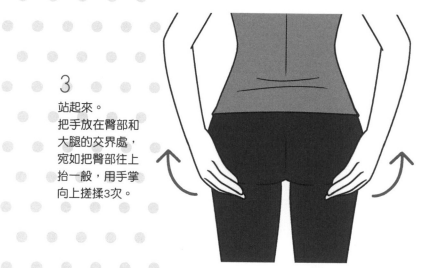

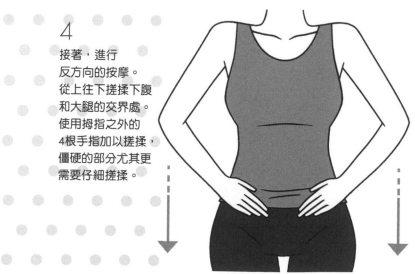

促進淋巴循環的簡單骨盆體操 1

骨盆體操

上半身和下半身的交接處，也就是骨盆，一旦歪斜，血液循環就會變差。

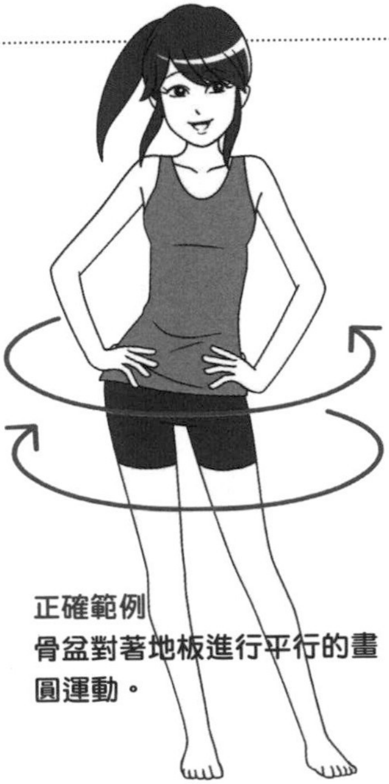

1

站著，
雙腳打開與肩同寬，
把手放在腰上。
分別往左、
往右各轉10次。

正確範例
骨盆對著地板進行平行的畫圓運動。

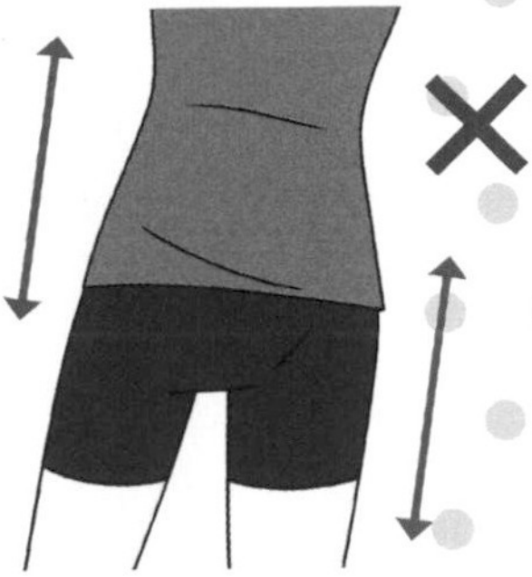

錯誤範例
如果上半身偏移，骨盆過度僵硬，就沒辦法做出左右側彎和屈曲、伸展的動作。

POINT
*
專注於骨盆的
轉動動作。
同時還要避免脊背彎曲，
或膝蓋彎曲。

2

接著，
加快轉動的速度。
這部分的動作
也要左右各
做10次。

POINT
*
腰部若有
不協調的感覺，
就代表骨盆
已經歪斜。

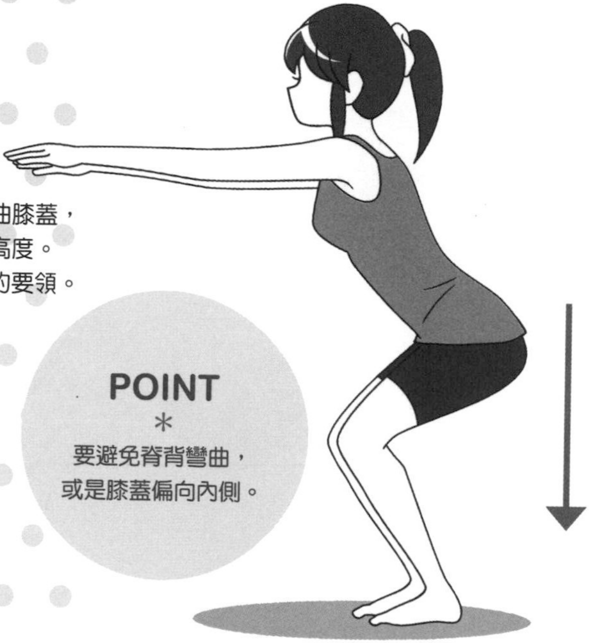

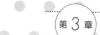

3

這次則是彎曲膝蓋，
降低臀部的高度。
利用蹲馬步的要領。

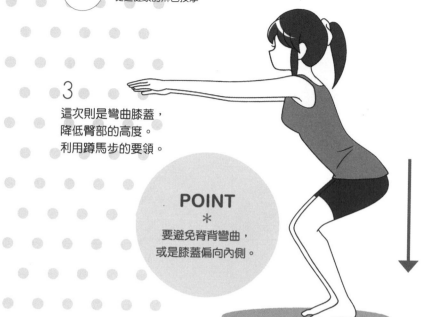

POINT

＊

要避免脊背彎曲，
或是膝蓋偏向內側。

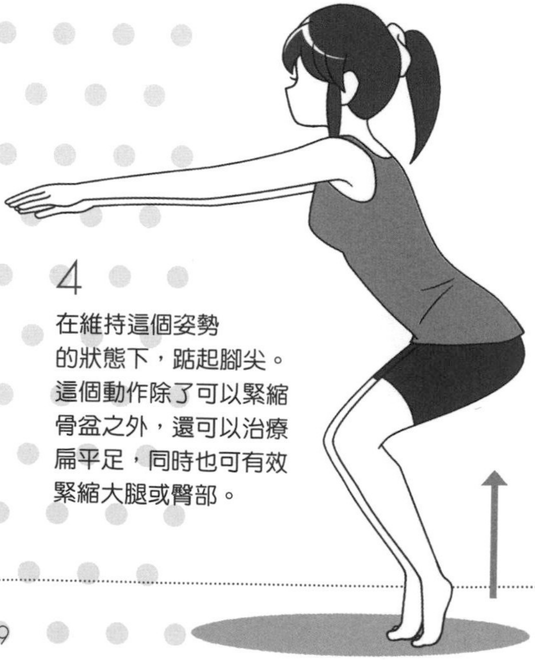

4

在維持這個姿勢
的狀態下，踮起腳尖。
這個動作除了可以緊縮
骨盆之外，還可以治療
扁平足，同時也可有效
緊縮大腿或臀部。

促進淋巴循環的簡單骨盆體操2

骨盆傾倒運動

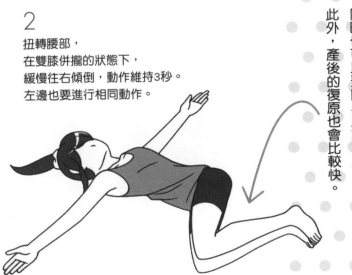

收縮骨盆，可以提升產道的位置，
同時也可以預防早產或出血。
此外，產後的復原也會比較快。

1

仰躺，曲起雙膝。
手掌向上，把雙臂往左右打開。

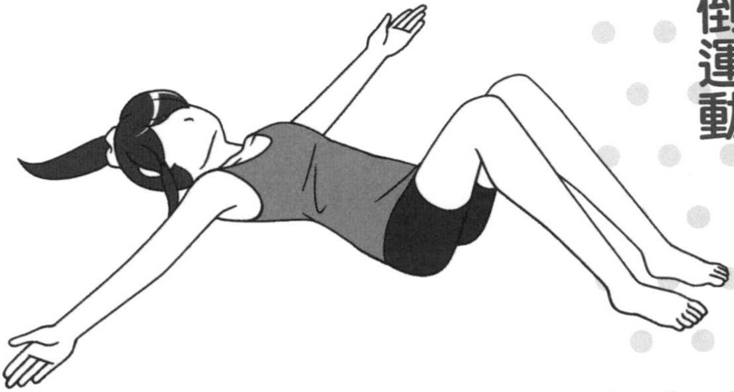

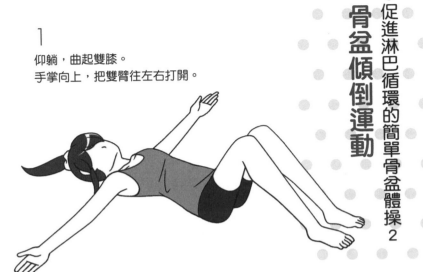

2

扭轉腰部，
在雙膝併攏的狀態下，
緩慢往右傾倒，動作維持3秒。
左邊也要進行相同動作。

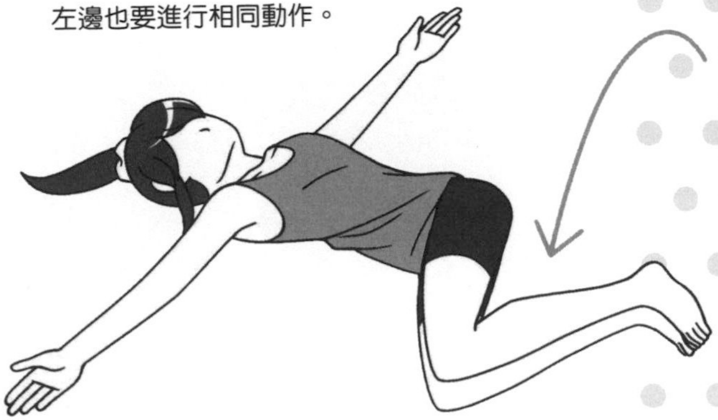

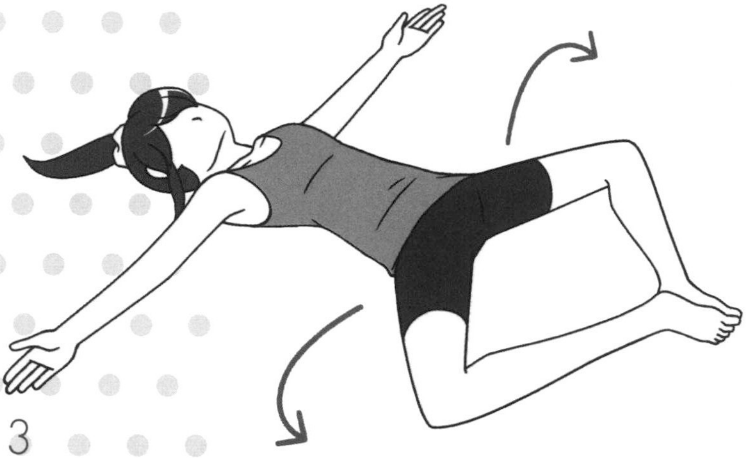

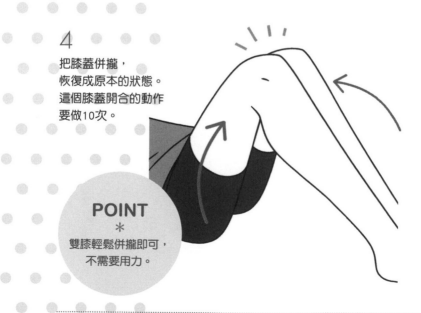

3

雙膝恢復至中央的位置，
在維持曲膝的狀態下，把雙膝朝左右緩慢打開。
維持這樣的動作3秒鐘。

4

把膝蓋併攏，
恢復成原本的狀態。
這個膝蓋開合的動作
要做10次。

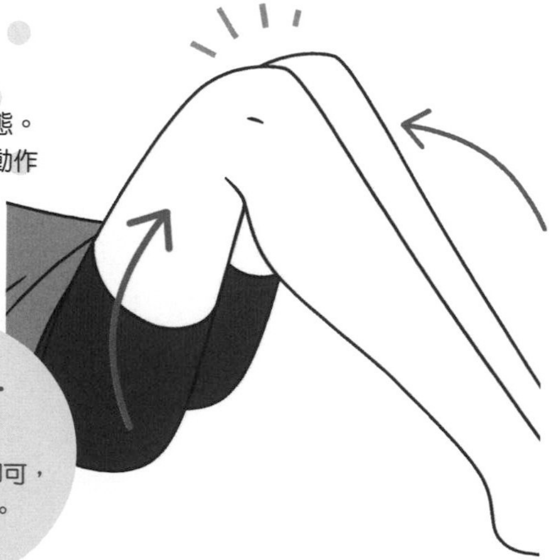

POINT
＊
雙膝輕鬆併攏即可，
不需要用力。

促進淋巴循環的簡單骨盆體操3
臀部周圍的運動

調整骨盆周圍，可防止生產時的意外。
此外，還可擴大髖關節周圍的可動區域。

1

仰躺，把雙手放在臀部下方。
首先，彎曲膝蓋，動作維持10～15秒左右。

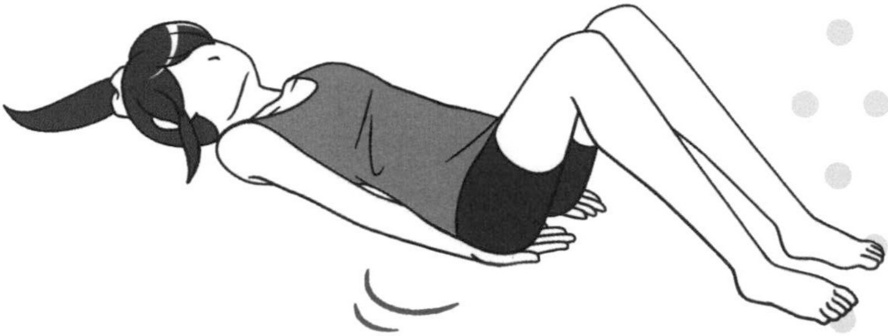

2

進一步緩慢地彎曲頸部，
動作維持5秒。
把手從臀部下方抽出，放鬆。
這樣的動作進行3次。

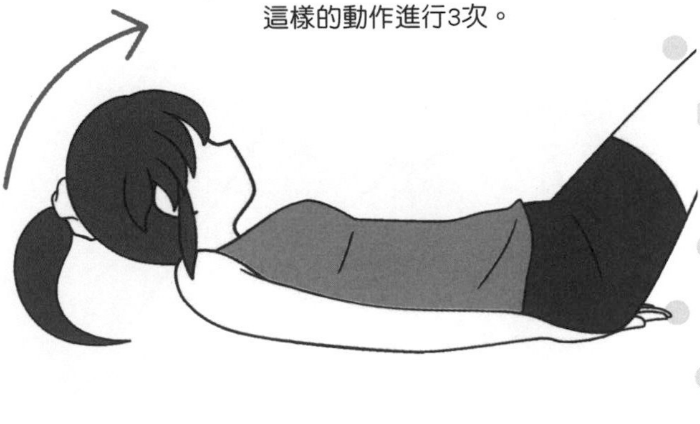

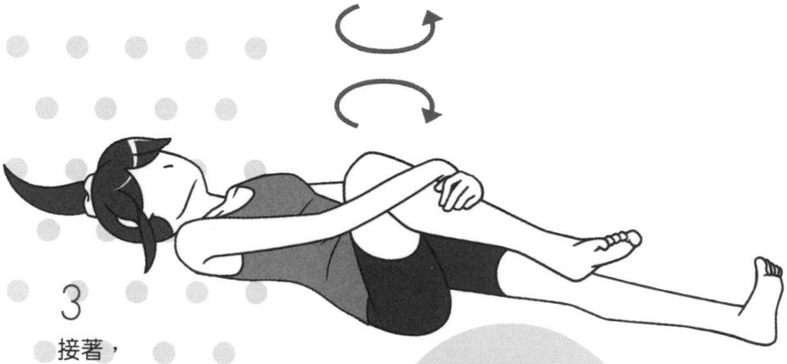

3

接著，
在維持仰躺的狀態下，
緊抱著右腳的膝蓋。
宛如畫圓一般，
把髖關節往右轉10次後，
再往左轉10次。

POINT
＊
不是只有膝蓋轉動，
而是要感受從根部轉動
的感覺。

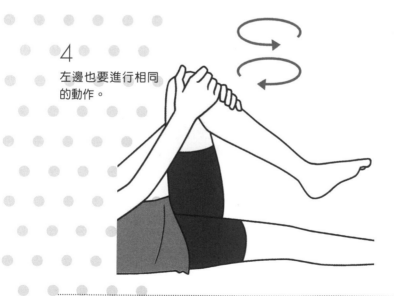

4

左邊也要進行相同
的動作。

促進淋巴循環的簡單骨盆體操 4

腰部周圍的運動

只要腰部可以順暢動作，歪斜的骨盆也能夠自然地恢復至正常的位置。

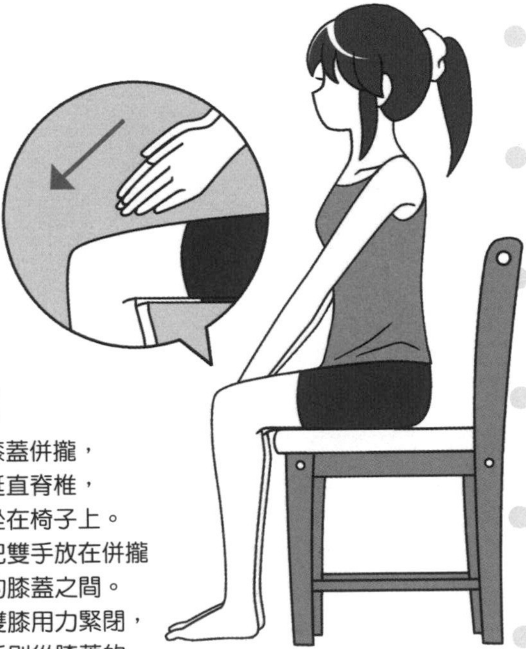

1

膝蓋併攏，
挺直脊椎，
坐在椅子上。
把雙手放在併攏
的膝蓋之間。
雙膝用力緊閉，
手則從膝蓋的
內側用力往外擴。
動作維持5秒左右。

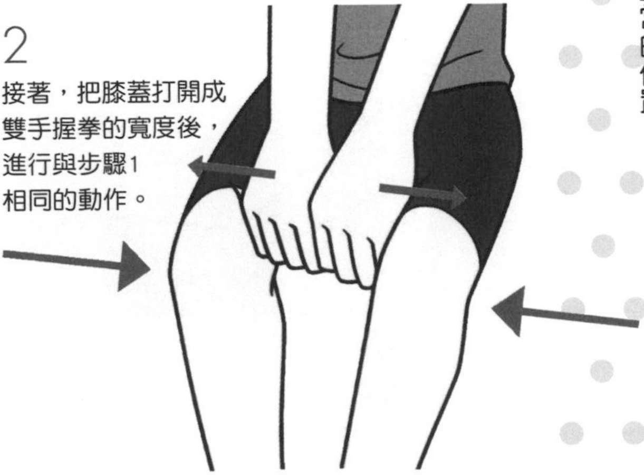

2

接著，把膝蓋打開成
雙手握拳的寬度後，
進行與步驟1
相同的動作。

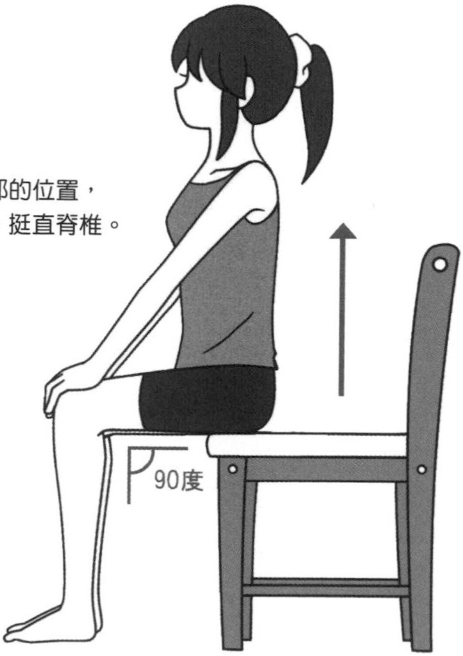

3

接著，改變臀部的位置，
淺坐在椅子上，挺直脊椎。
腳要呈90度。

4

用右手抬起左腳。
維持90度狀態下把腳抬高，
動作維持10秒。
反方向也要進行相同的動作。

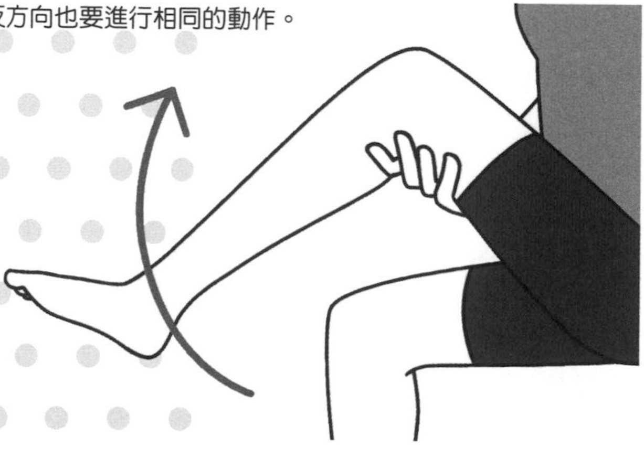

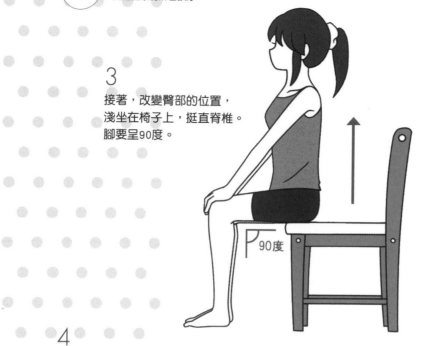

促進淋巴循環的簡單骨盆體操5

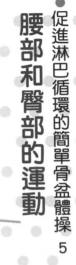

腰部和臀部的運動

骨盆一旦鬆弛，內臟就會往下降。
為了保持健康，努力改善骨盆的歪斜吧！

1

伸直雙腳，坐著。
這個時候，只要可以感受到坐骨直立在地板上的感覺，就代表骨盆和地板呈垂直狀態。

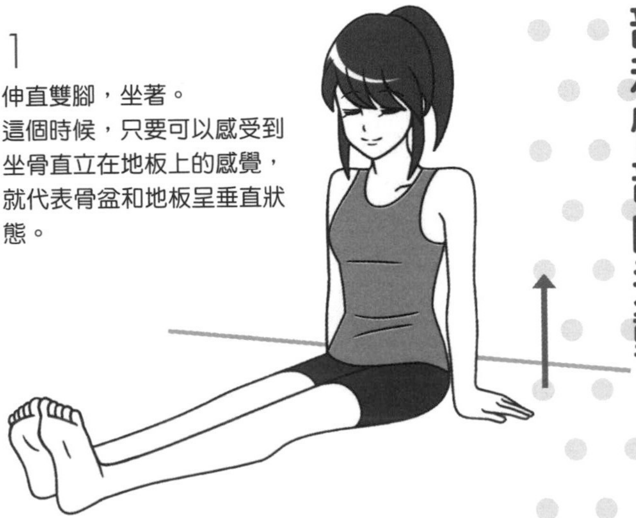

2

首先，
彎曲左膝，
把腳放在右膝的旁邊。

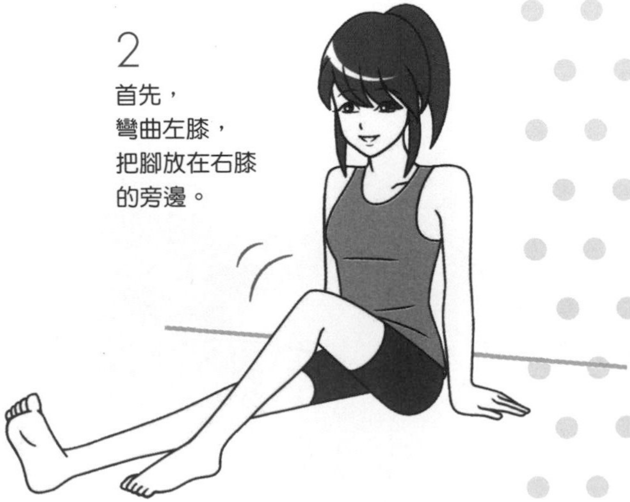

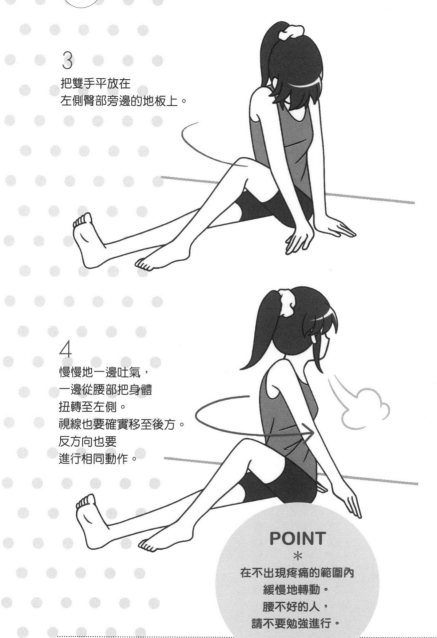

3
把雙手平放在
左側臀部旁邊的地板上。

4
慢慢地一邊吐氣，
一邊從腰部把身體
扭轉至左側。
視線也要確實移至後方。
反方向也要
進行相同動作。

POINT
＊
在不出現疼痛的範圍內
緩慢地轉動。
腰不好的人，
請不要勉強進行。

COLUMN

陰陽五行說

漢方醫學、針灸的根本原理是「陰陽」和「木火土金水」

中國古代的思想把自然界的一切事物分成陰和陽。也就是說，天和地、左和右、上半身和下半身等所有的事物，都有表和裡兩面。這種思想就稱為陰陽思想，之後，到了中國的春秋戰國時期，陰陽思想和五行思想相互結合，進而孕生出陰陽五行說。

所謂的五行，指的就是木、火、土、金、水。意指萬物是由這5種基本物質所構成。人的肉體也一樣，木是肝、火是心、土是脾、金是肺、水則相當於腎。

大家可以參考下表。就以五臟、五色、五志之間的對應關係來做個說明吧！當肝臟出現問題時，人的情緒會變得易怒，臉色也會略帶青色。當然，這裡所說的青色，並不是指臉色真的變成青色，而是指臉色和健康狀態相比，比較偏向青色的意思。如果就五臟和五味的對應關係來看，可以解讀為「肝臟不好的人，偏愛吃酸」；如果從五臟和五官的關係來看，則可解讀為「如果眼睛狀況不好，就要治療肝臟」。

●五行色體表

五行	木	火	土	金	水
五臟	肝	心	脾	肺	腎
五官	眼	舌	口	鼻	耳
五色	青	紅	黃	白	黑
五味	酸	苦	甜	辣	鹹（重鹹）
五志	怒	喜	思	憂	恐

第4章

消除焦慮！放輕鬆

壓力
無法獲得適當釋放，
就會日積月累
堆積在身體裡。
雖然我們的生活周遭
充滿了很多壓力，
但是，還是要努力
培養放鬆的身體。

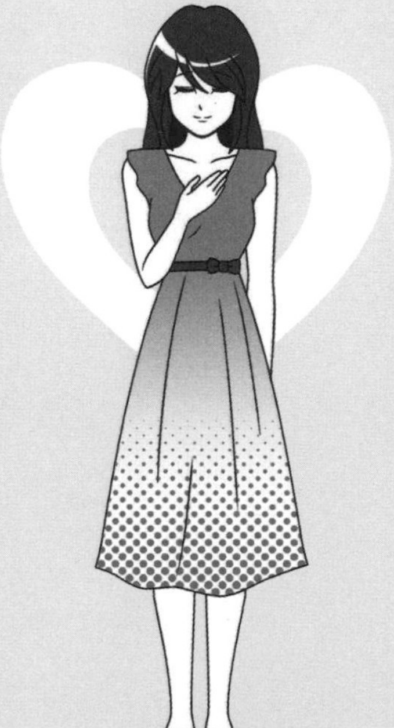

承受壓力後，「氣」就會鬱結，排卵和生理周期的紊亂會降低受孕力

大家都知道，想懷孕的焦慮，會讓自己充滿不安的情緒。可是，壓力如果過度累積，就會導致身體裡的荷爾蒙失調，同時，身體的狀態也會變得不穩定。不孕的煩惱是精神性壓力的原因之一。甚至，來自周遭的無心言語，或許也會形成壓力的來源。以前的人經常說「疾病源自於氣」，而壓力和不孕更是有著深厚的關聯。工作太過忙碌、遲遲無法懷孕而情緒低落……這樣的壓力並非只是女性的專屬，男性同樣也會有壓力。其實，男性的精神比女性更脆弱，所以也會因為壓力產生精子數量減少，或是精子活力不佳的問題。

首先，先思考自己是否感受到什麼壓力，同時想辦法讓自己的身心靈放輕鬆吧！舉個例來說，就算不容易懷孕，也要盡可能不讓自己沮喪、鑽牛角尖，抱持著「好好享受沒有懷孕的現在」的心情吧！

＊最重要的就是享受人生，放輕鬆

只要努力總是
會有辦法，
懷孕往往也是如此，
可是，懷孕卻也往往
無法隨心所欲。

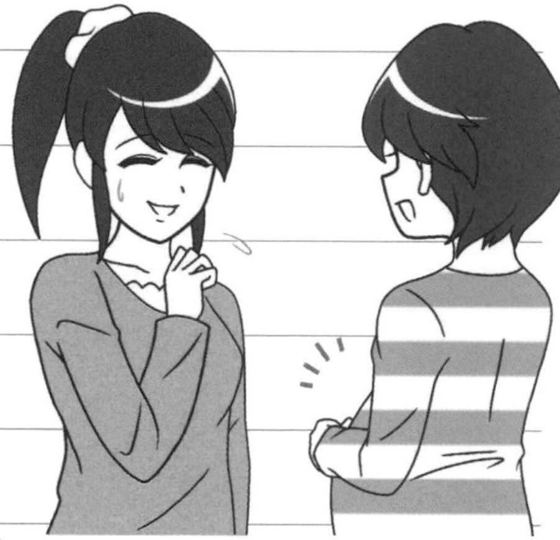

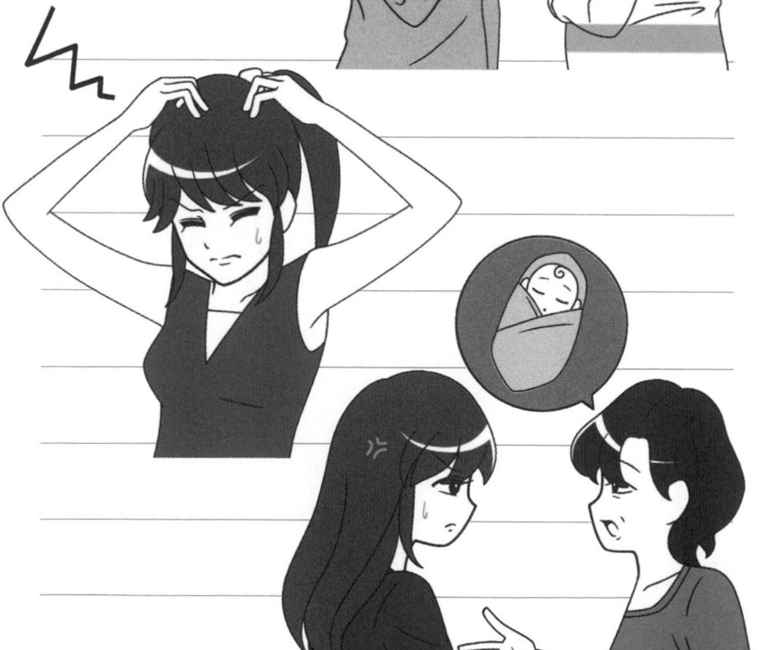

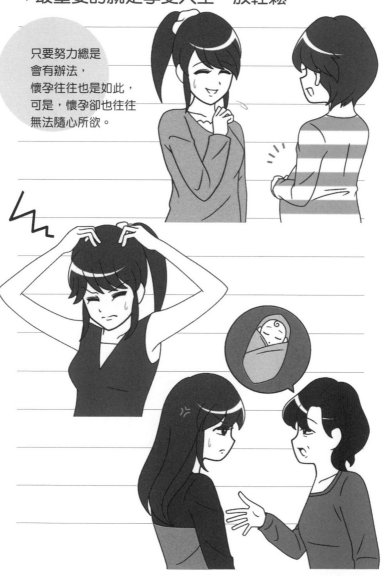

心靈按摩 1

消除焦慮的穴位療法

焦慮不僅會讓自己不悅，
也會讓另一半不快，
往往為各種事物帶來負面的影響。

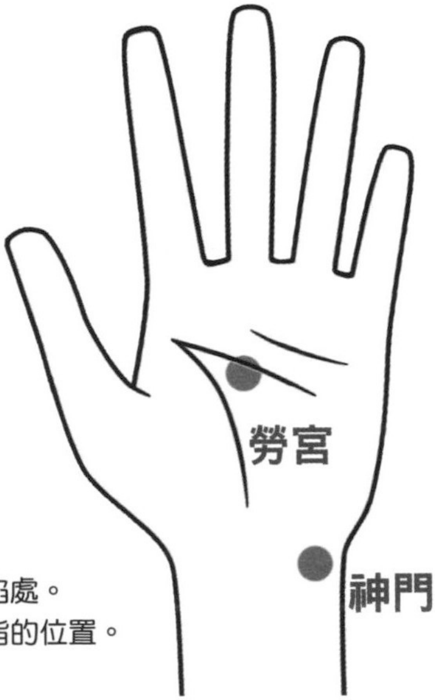

1

「勞宮」位於
掌心中央的凹陷處。
在略微靠近拇指的位置。

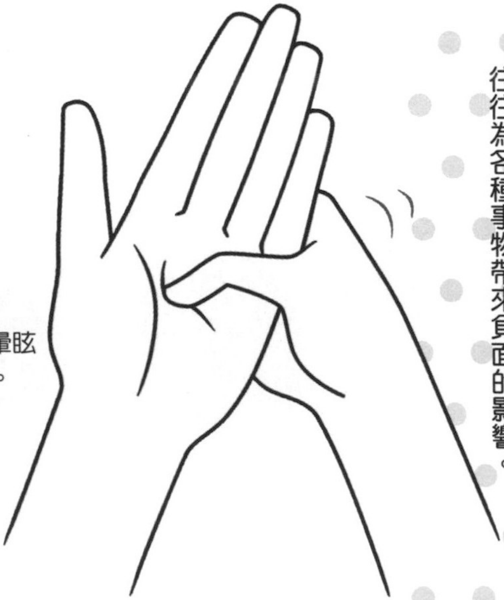

2

這個穴位
對於中暑或暈眩
等也有效果。

3

「神門」。
從下方撐起手腕。
配合緩慢的呼吸，
一邊吐氣，
一邊用拇指搓揉。

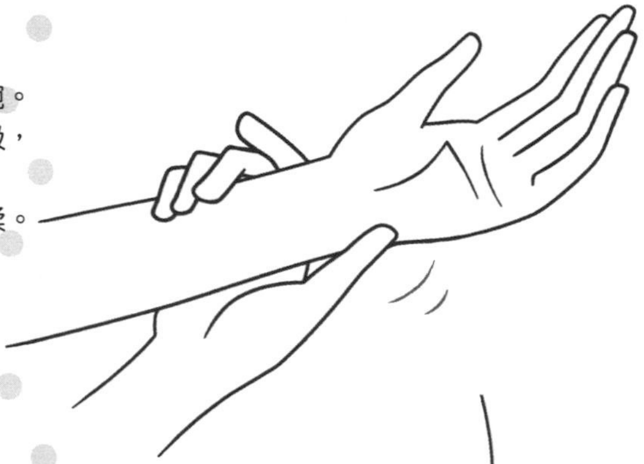

4

「氣海」是肚臍下移2指寬的穴位。
「氣海」正如其名，是生命力的泉源。
只要刺激這裡，氣的循環就會變好，
同時提升免疫力、精神力與基本的體力。
這也是腹式呼吸的中心，
被稱為「臍下丹田」。

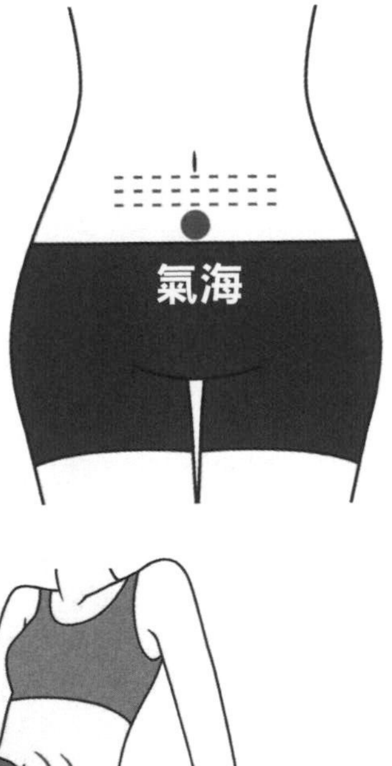

5

用溫灸或拇指的指腹，朝身體的中心，
一邊吐氣，一邊輕柔按壓。

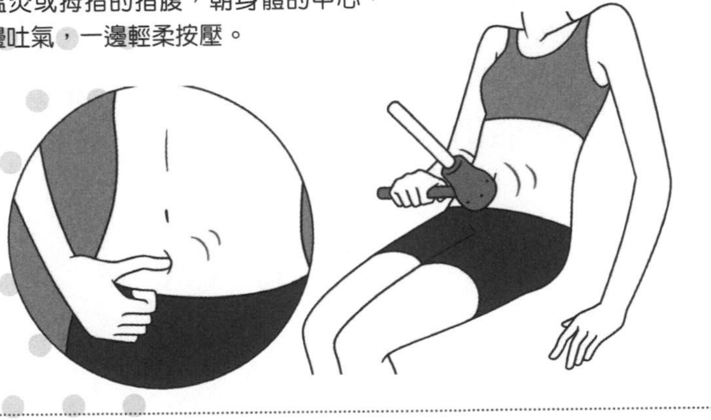

心靈按摩 2

抑制緊張的穴位療法

感受到壓力時，很多事情都會變得不順。
感到緊張時就試試這個方法。

1

「手心」位在手掌的中央，
略為凹陷的位置。
一邊用拇指輕輕按壓，
一邊搓揉。

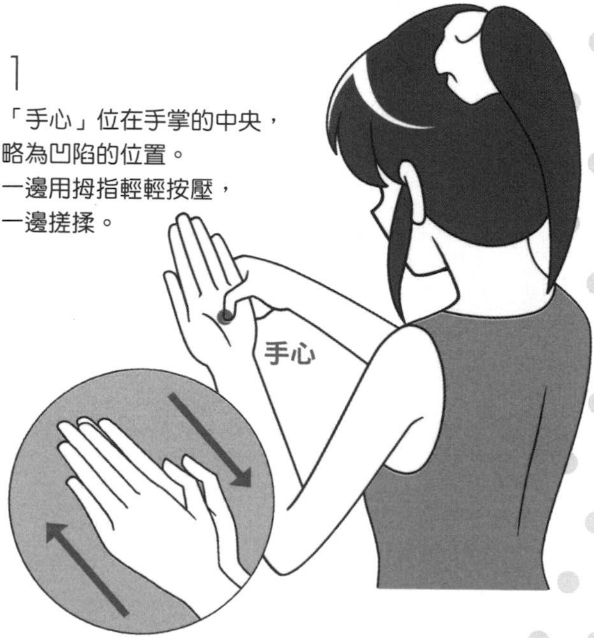

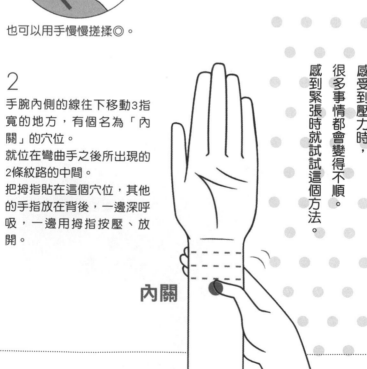

也可以用手慢慢搓揉◎。

2

手腕內側的線往下移動3指寬的地方，有個名為「內關」的穴位。
就位在彎曲手之後所出現的2條紋路的中間。
把拇指貼在這個穴位，其他的手指放在背後，一邊深呼吸，一邊用拇指按壓、放開。

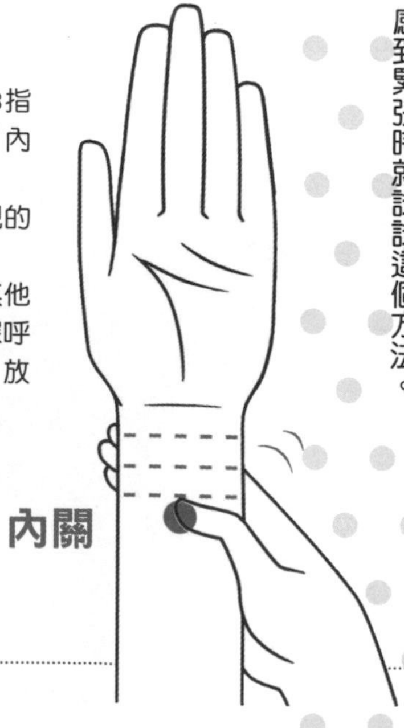

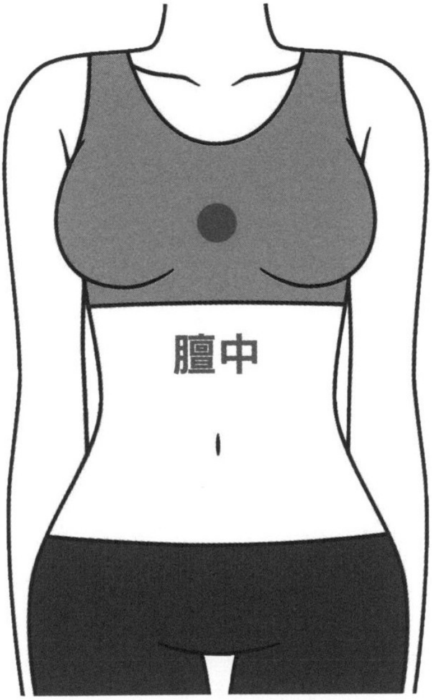

3

「膻中」位在胸部的中央，是位在第4肋間高度之胸骨上的穴位。

4

在仰躺狀態下，
把拇指的指腹放在穴位上，慢慢地按壓。
可稍微增強力道，感覺到些微疼痛感即可。

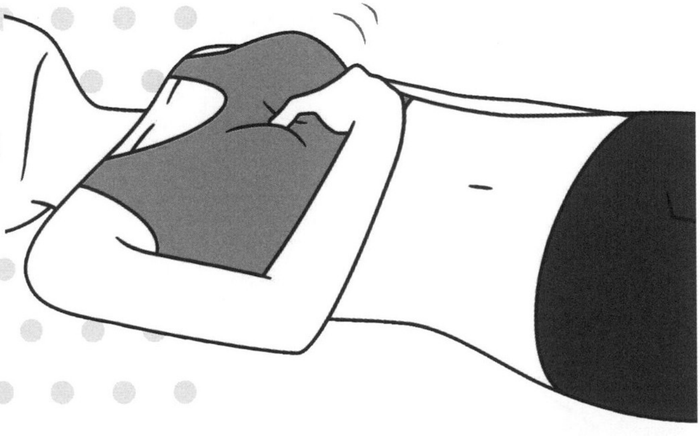

心靈按摩 3

去除不安的穴位療法

壓力在不知不覺間蓄積後，
不僅會導致自律神經失調，
也會形成胃潰瘍等疾病的原因。

1

腳的第1指（拇指）的內側，
骨頭突出部分的後方，
就是名為「太白」的穴位。

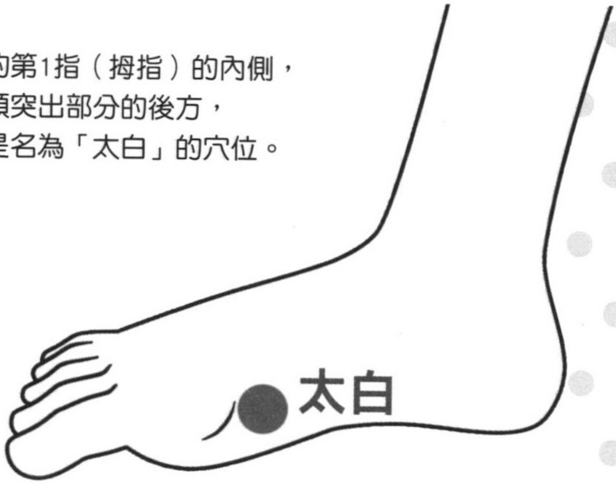

2

從腳背宛如抓著腳掌般，
用拇指的前端揉捏腳部。
這個按摩法對於低血壓或是疲勞倦怠感
也具有效果。

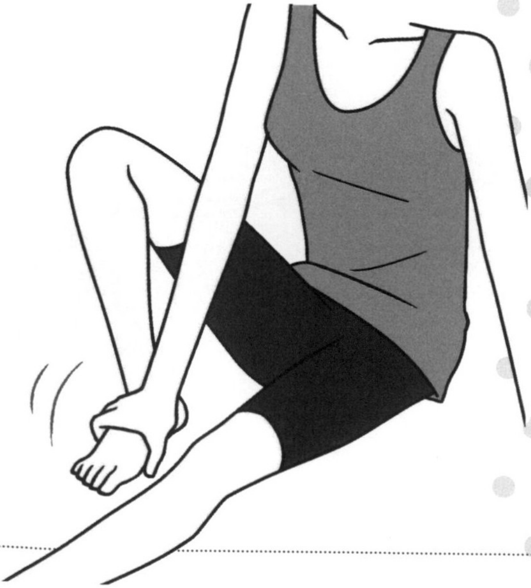

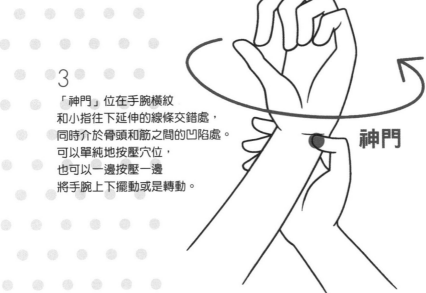

3

「神門」位在手腕橫紋
和小指往下延伸的線條交錯處，
同時介於骨頭和筋之間的凹陷處。
可以單純地按壓穴位，
也可以一邊按壓一邊
將手腕上下擺動或是轉動。

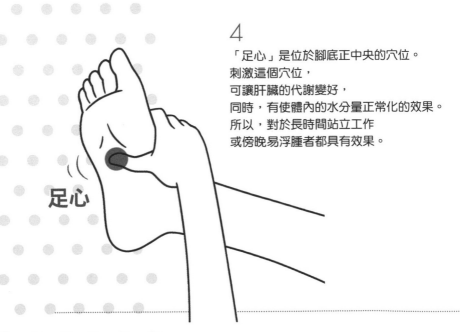

4

「足心」是位於腳底正中央的穴位。
刺激這個穴位，
可讓肝臟的代謝變好，
同時，有使體內的水分量正常化的效果。
所以，對於長時間站立工作
或傍晚易浮腫者都具有效果。

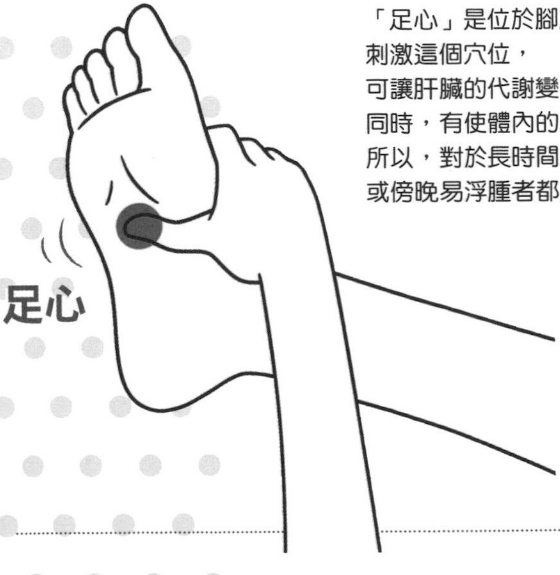

心靈按摩 4

排除不安與憂鬱的穴位療法

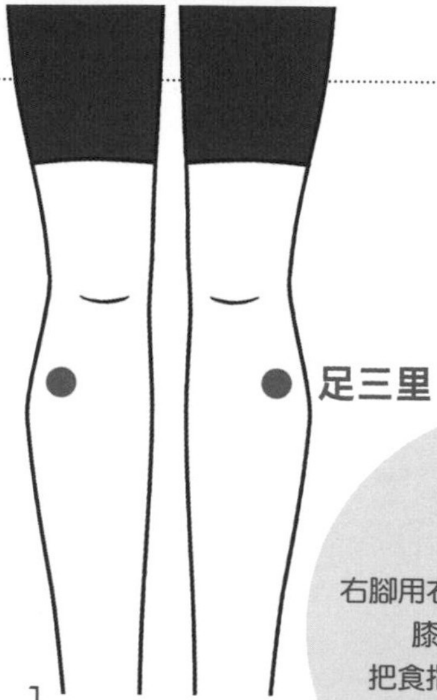

POINT
＊
右腳用右手，左腳用左手放在
膝蓋蓋骨的下方。
把食指前端放在凹陷處，
就可以找到位於小指前端
的「足三里」。

1

消除無力感或
倦怠感的「足三里」，
位於膝蓋下方迎面骨的略外側。
把拇指放在小腿上，
用指尖用力搓揉按壓小指接觸到的部位。

愁悶不安或是感到憂鬱的時候，
就是全身的氣滯留不通的證據。

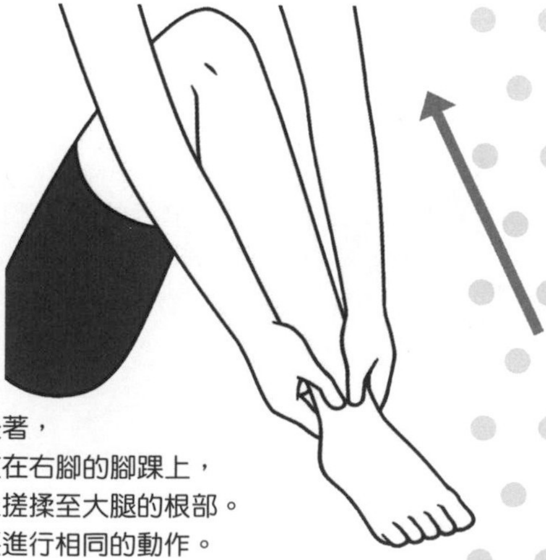

2

曲起單膝坐著，
把雙手貼放在右腳的腳踝上，
用手掌往上搓揉至大腿的根部。
反方向也要進行相同的動作。

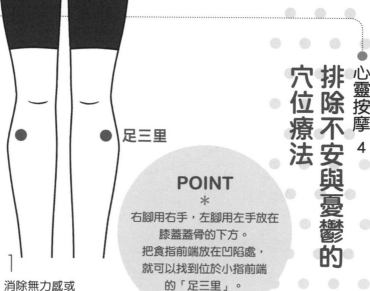

3

「解谿」是位於腳踝的穴位。
只要稍微把腳尖往上扳，就會出現兩條筋，
穴位就在該關節部正中央的凹陷處。
用拇指按壓後，有助於改善腰部疼痛。
也可搭配灸法一起實施◎。

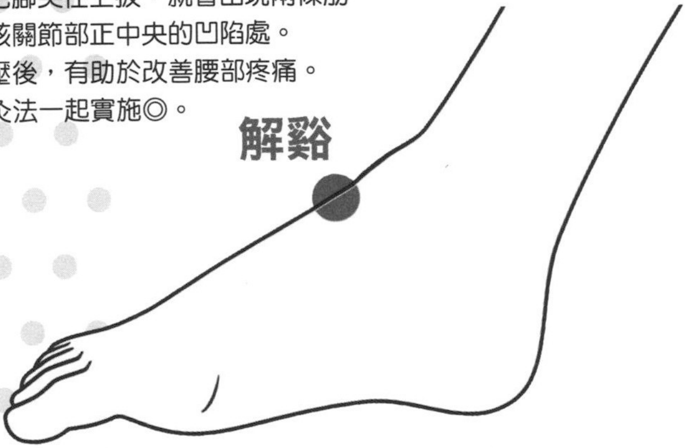

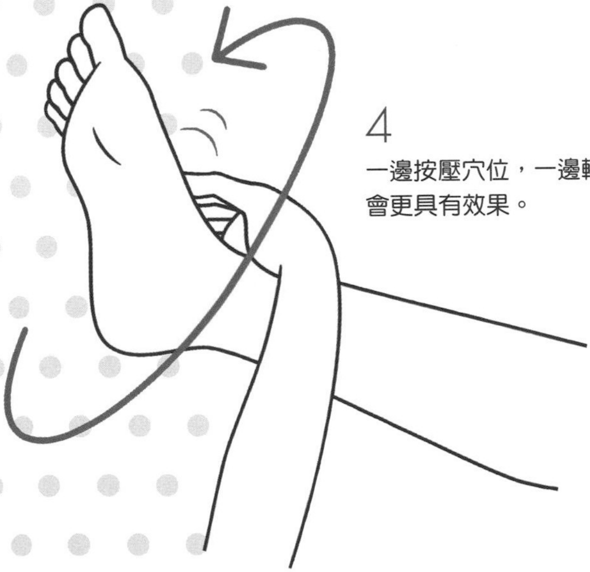

4

一邊按壓穴位，一邊轉動腳踝，
會更具有效果。

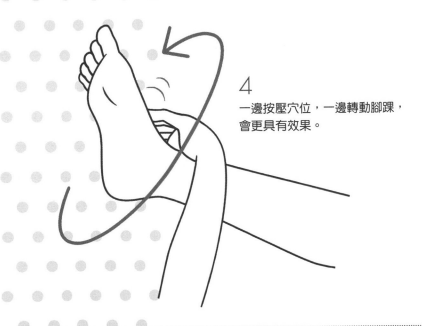

心靈按摩 5

倦怠時的穴位療法

覺得什麼都不想做、提不起勁、
心煩意亂……的時候，
就是疲勞或精神性壓力蓄積的證據。

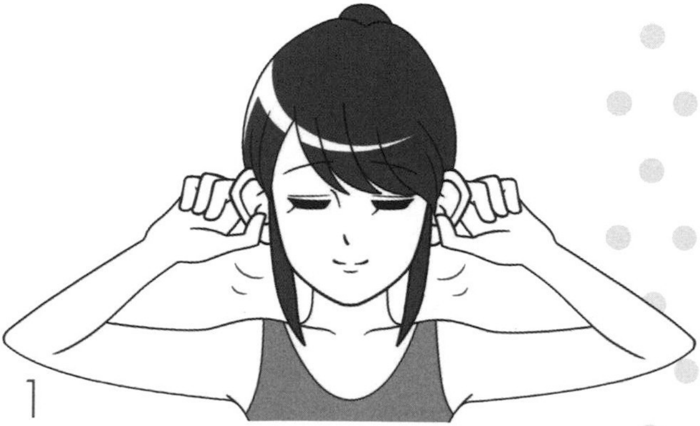

1

「心」就位在耳朵中央凹陷處的偏中央位置。
如畫圓般地按壓揉捏。

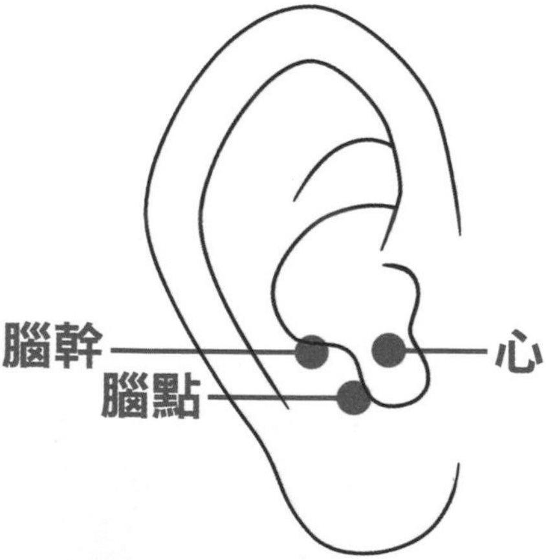

2

「腦幹」、「腦點」
是位在耳垂上方的小突起點的穴位。
具有活絡大腦作用、提高集中力，
同時掃除腦中雜念的作用。
把拇指前端放在腦幹和腦點上，
從後方用食指掐住，兩耳同時揉捏。
最後搓揉整個耳朵。

3

「中衝」位在中指指甲根部，
偏向食指的那一端。
只要用力掐住中指的指甲根部，
就可以促進血液循環。

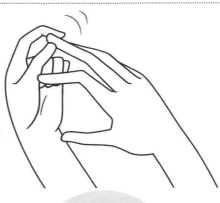

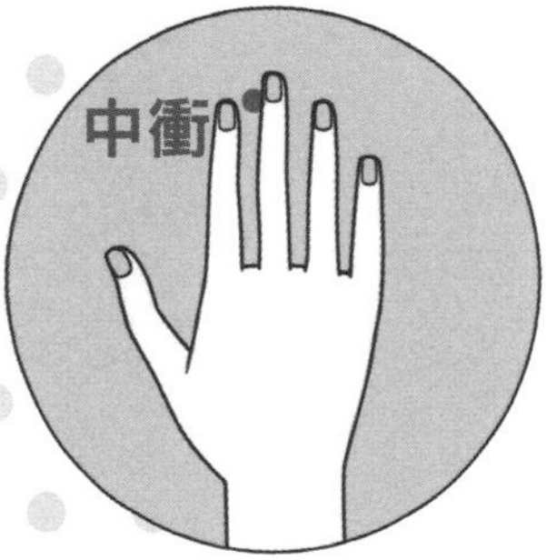

POINT
＊
由於可疏通與
心理疾病有深厚關係
的經絡，
所以要仔細按摩。

4

「百會」位在頭頂部與左右耳相連接的線交錯的位置上。
可以利用指腹直接按壓，或是用橡皮筋把10根牙籤捆成束後，
給予穴位刺激。

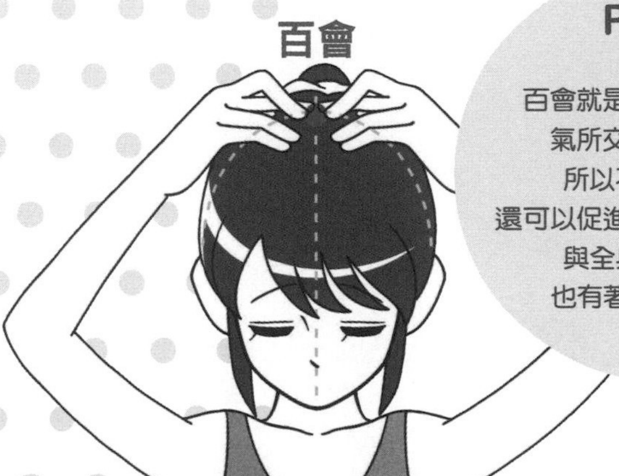

POINT
＊
百會就是「超出百以上的
氣所交會的穴位」。
所以不光是頭部，
還可以促進全身的血液循環，
與全身的身體健康
也有著極深的關係。

心靈按摩 6

食慾不佳時的穴位療法

壓力導致食慾不振或是食之無味的時候，
也是腸胃狀態變差的表現。

1

首先，由於腳的拇指
對應大腦，所以要輕
柔按壓拇指的指腹，
使身體更加放鬆。

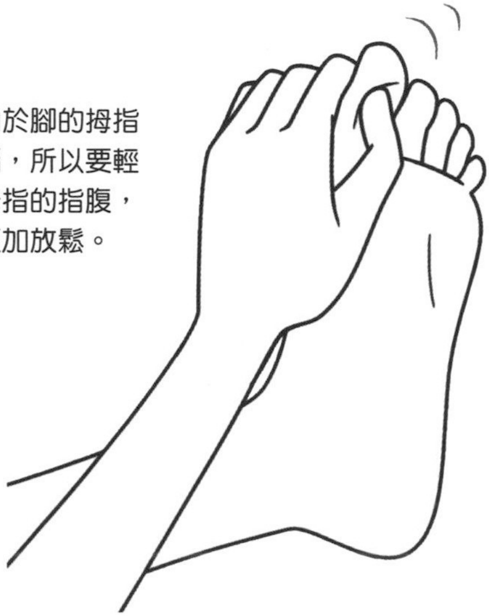

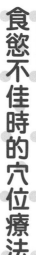

2

「湧泉」位於腳底
中央略上方。
就是彎曲腳趾後
會呈現凹陷的地方。
只要以這裡為中心，
仔細按壓腳掌心一帶，
全身的疲勞就會一掃而空，
使身體變得輕盈。

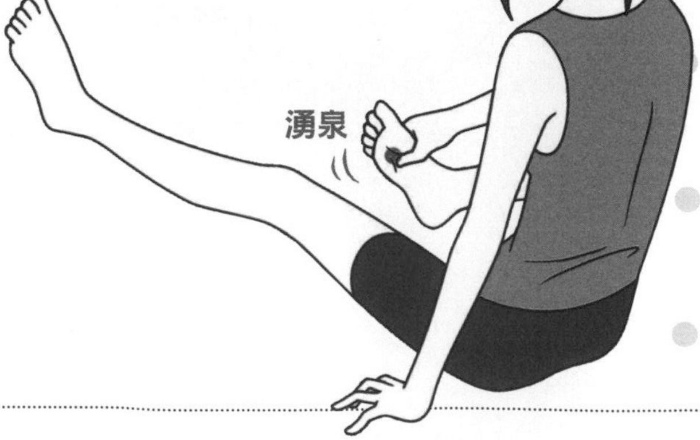

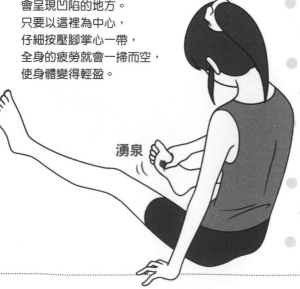

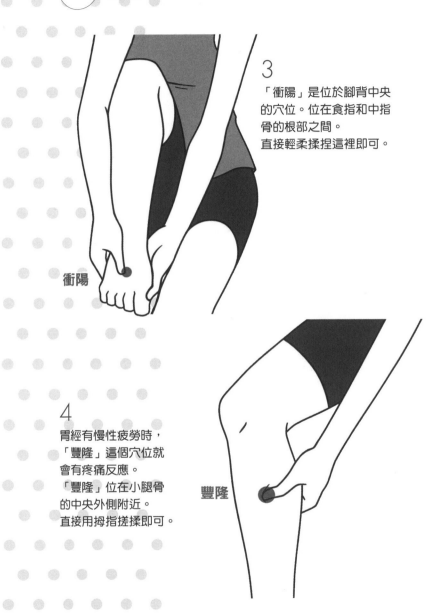

3

「衝陽」是位於腳背中央的穴位。位在食指和中指骨的根部之間。
直接輕柔揉捏這裡即可。

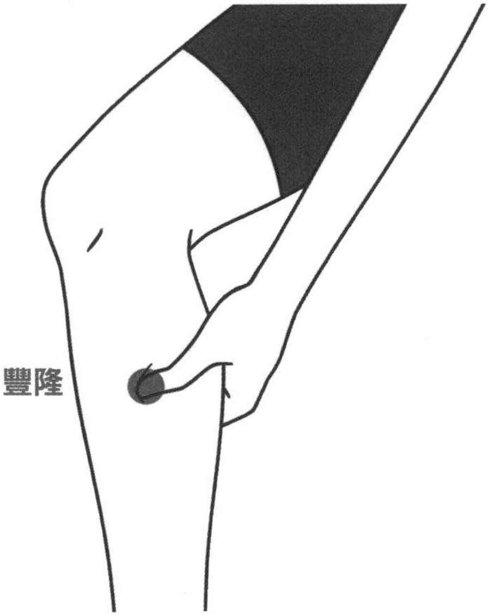

4

胃經有慢性疲勞時，「豐隆」這個穴位就會有疼痛反應。
「豐隆」位在小腿骨的中央外側附近。
直接用拇指搓揉即可。

心靈按摩 7

消除鬱悶的穴位療法

有煩惱同時又忙碌的時候，
任誰都會感到焦躁。
同樣也會有情緒低落的情況。
試著讓自己更加積極吧！

1

「完骨」位在耳朵後側，
骨頭隆起部分下移1指寬
的位置。
把食指、中指、無名指
併攏，緩慢撫摸按壓。
只要按摩整個頸部肌肉，
舒展頸部的硬塊，
就可提高通往頭部
的血液循環。

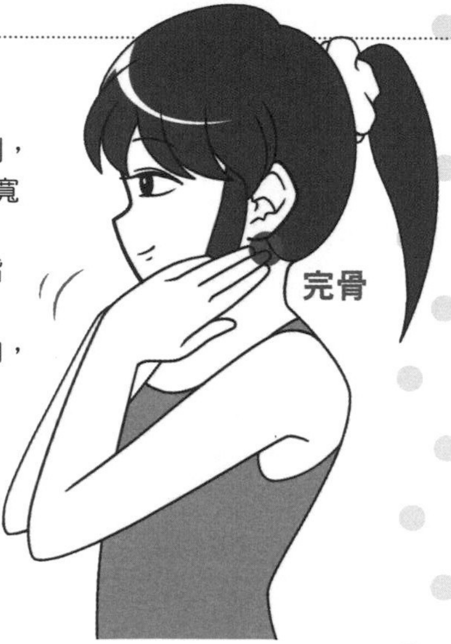

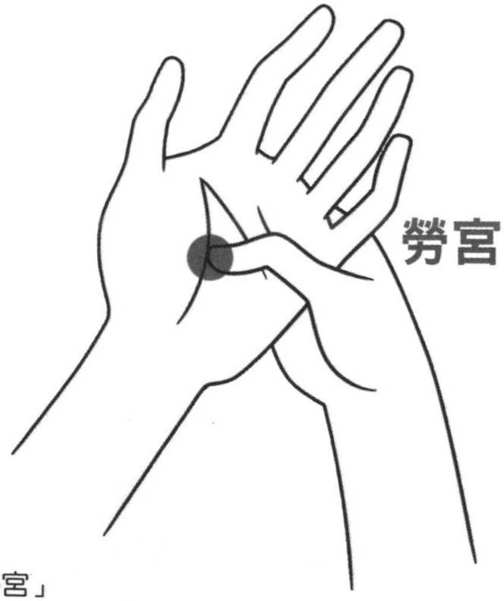

2

「勞宮」
是位於手掌中央的穴位。
位在食指和中指之間的線條與生命
線交錯的位置。
這個穴位有「疲勞之館」的意思，
當身體感到疲勞時，這個部位就會
變得僵硬。

3

「身柱」位在脖子往前傾倒時，頸部肌肉後方所出現的背骨突起點。
就位在第3胸椎和第4胸椎中間的位置。

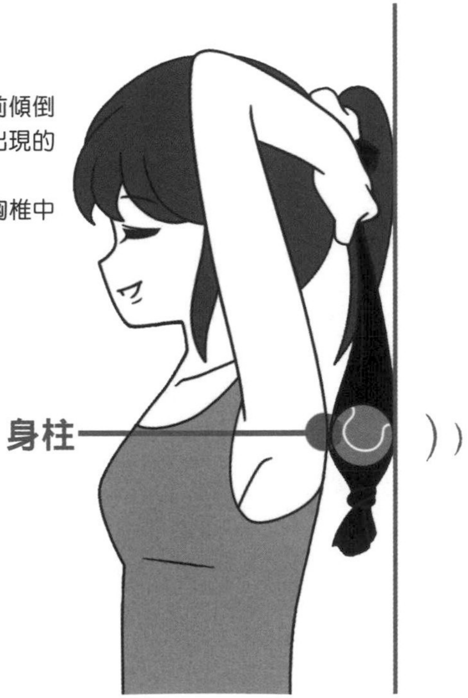

4

把手繞到脊背，並用中指按壓。
身體較僵硬，不容易把手繞到背後的人，可以請另一半幫忙。
一個人的時候，可以把網球放進長統襪或緊身褲裡，
把網球放在背後，利用牆壁來按壓穴位。
另外，進行按摩時，可以不採用灸法，
連同穴位周邊的部位一起進行刺激。

心靈按摩8

失眠時的穴位療法

有煩惱的時候，
特別容易出現睡著後容易醒過來，
或是比較淺眠……之類的症狀。

1

從左右的
乳頭垂直往下，
就可以在與第9節
肋骨交錯的地方
找到「期門」。
肋骨一共有12根，
如果由下往上數，
應該就可以更容易
找到穴位。

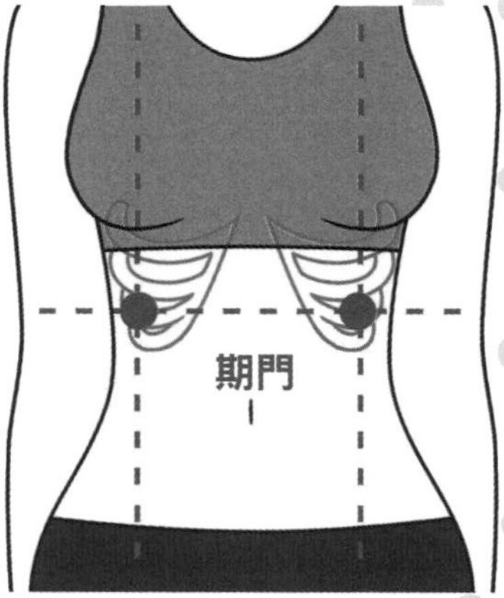

2

「失眠」
位在後腳跟的中央。
這是個有效「消除失眠」
的穴位。
這個穴位要慢慢按壓或
輕敲。
請注意不要按壓過度，
避免指關節或後腳跟
感到疼痛。

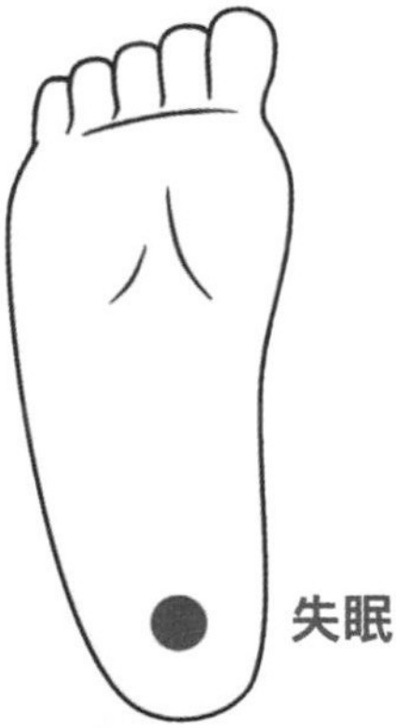

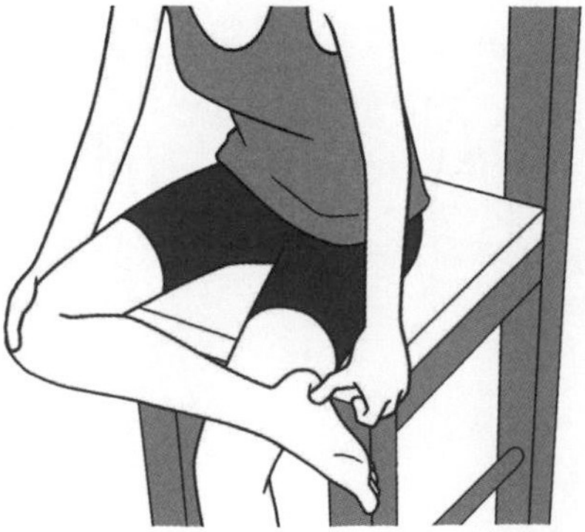

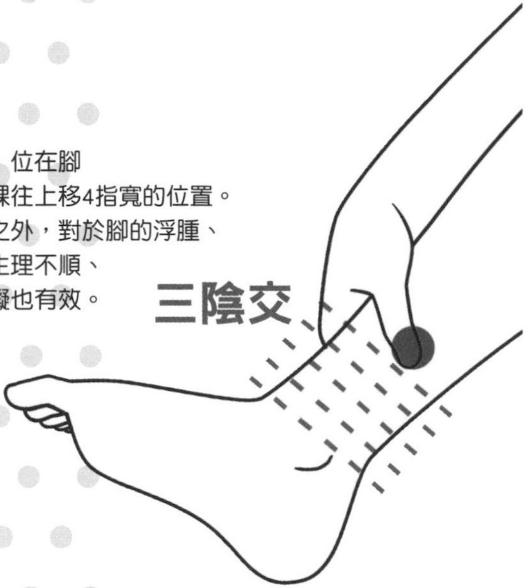

3

「三陰交」位在腳
內側的腳踝往上移4指寬的位置。
除了虛冷之外，對於腳的浮腫、
生理痛、生理不順、
更年期障礙也有效。

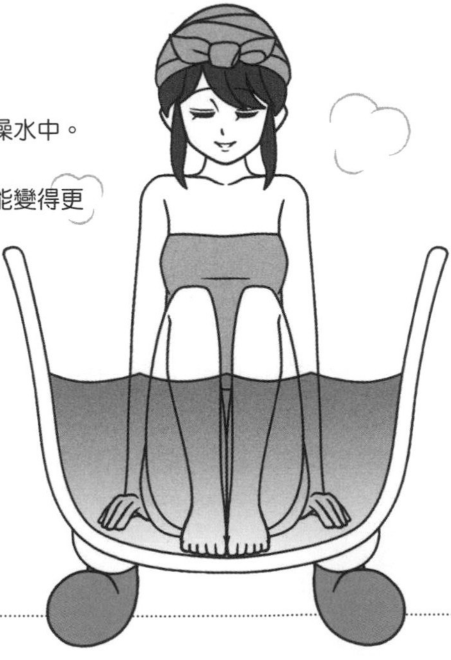

4

睡覺之前，
全身浸泡在溫熱的洗澡水中。
只要每天浸泡溫水，
從體內溫熱的肌肉就能變得更
容易舒展。

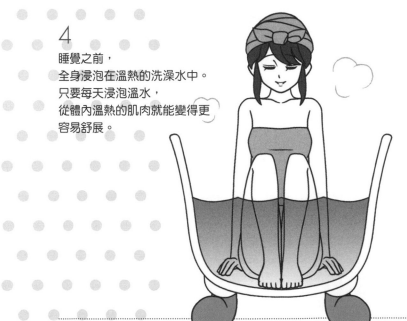

心靈按摩 9

解除壓力的穴位療法

焦慮的時候，情緒會顯得不耐煩，
有時也會變得低落。
這時候就按壓振奮情緒的穴位吧！

1

「郄門」位在前臂部的內側，
位於連接手肘與手腕中央的
中心位置。
除了具有調節自律神經的作用外，
對於手部麻痺、
疼痛或神經痛等也有效。

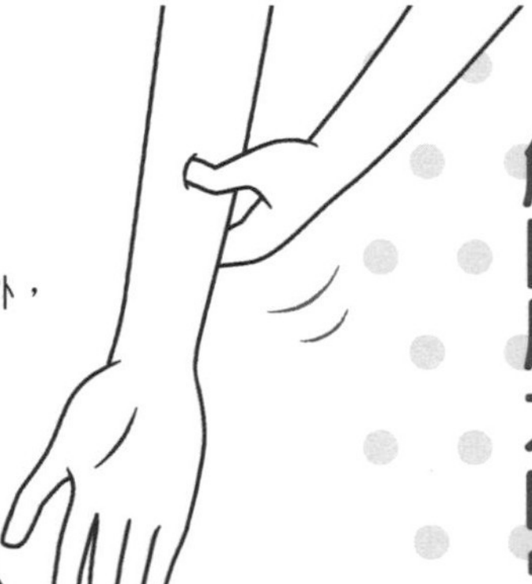

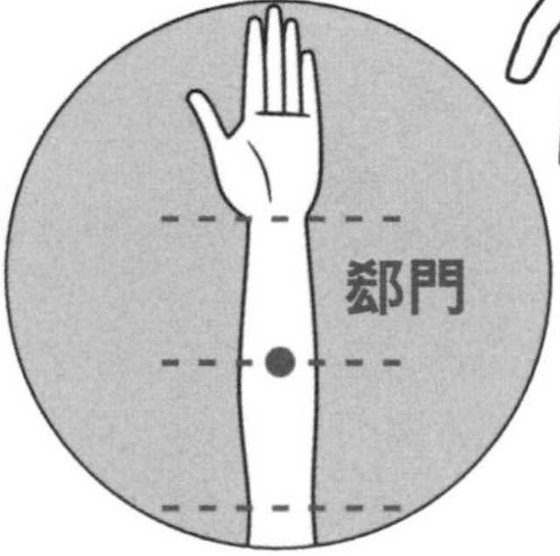

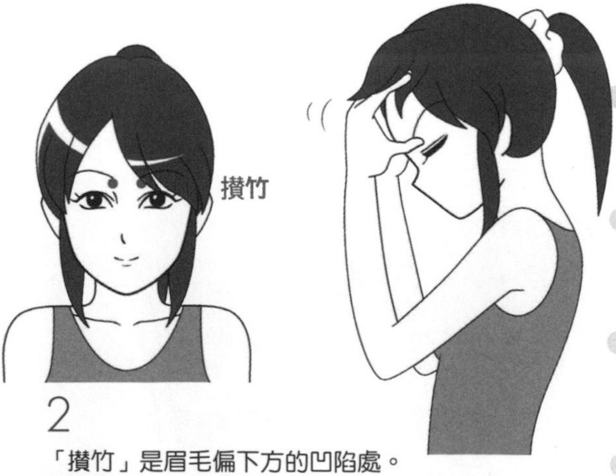

2

「攢竹」是眉毛偏下方的凹陷處。
閉著眼睛，一邊低垂著頭，把拇指指腹平貼於穴位，同時用食指的側面支撐著前頭部，拇指重複用力按壓與放鬆的動作，就可得到不錯的效果。

3
只要彎曲手肘，
就可以在形成橫紋的部位
找到「少海」。
穴位就在中央偏向小指端
的凹陷處。
除了虛冷之外，
對頭痛或暈眩、
耳鳴也相當有效。

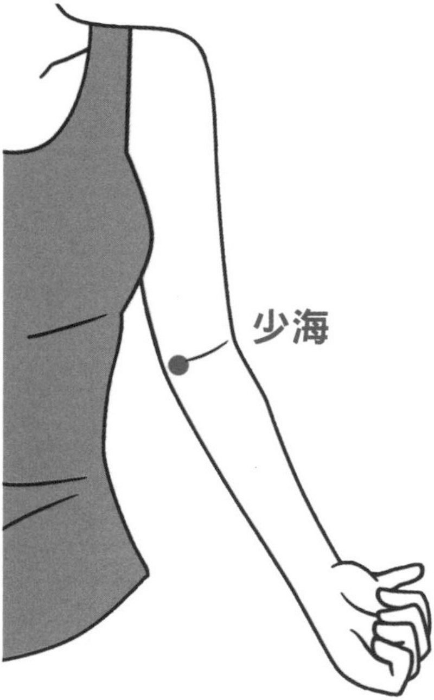

4
「蠡溝」位在腳內側的
骨頭內側，從內腳踝往
上移5指寬的位置。
把單腳放在另一支腳的
膝蓋上方，用雙手包覆
小腿，一邊用拇指略強
力地按壓穴位。
家庭灸和溫灸
也相當有效。

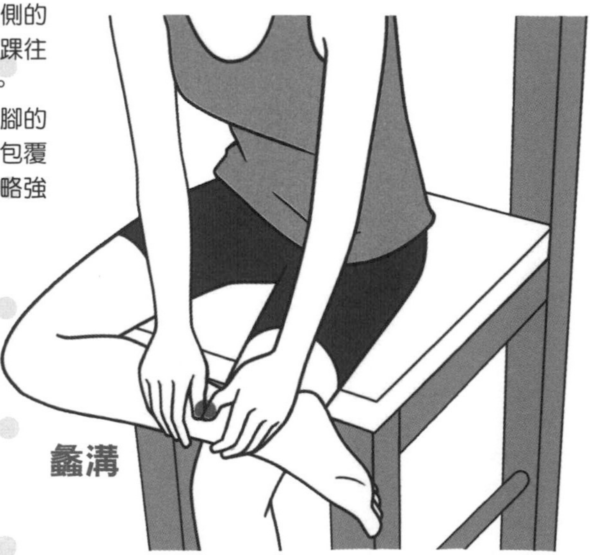

心靈按摩10 消除睡意的穴位療法

有心事而無法熟睡時，
白天就會很容易打瞌睡。
這個時候就可以靠這個穴位來消除睡意。

1

「十宣」是能夠調整自律神經的穴位。
穴位就在手指前端，左右共有10處。
用拇指的指腹按壓手指前端約3秒左右，
並重覆這個動作5次。
另外，也可以把左右手的指尖交疊在一起，
各自輕敲10次左右。
之後，再用指腹往縱向、橫向搓揉，
就會更具效果。

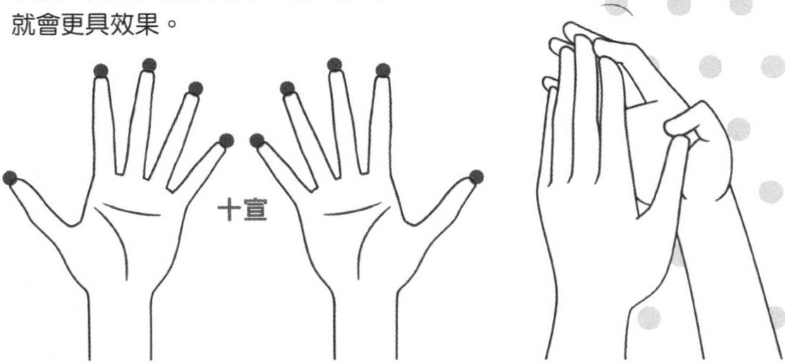

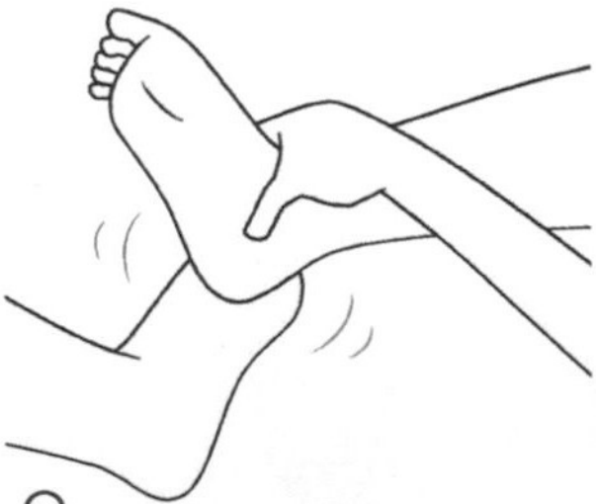

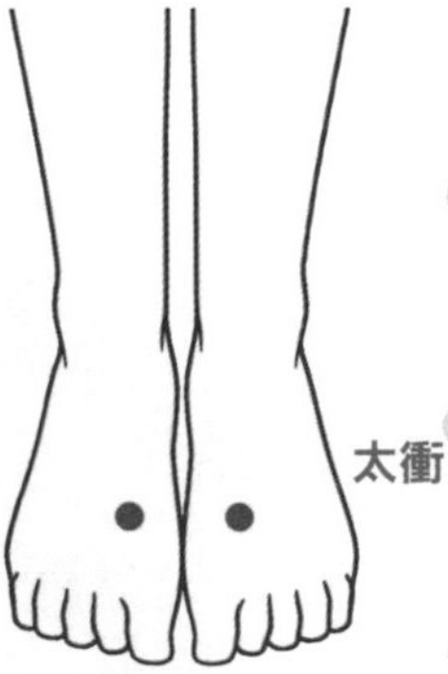

2

「太衝」位在腳背。
穴位在拇指和食指的骨頭
之間，骨頭交錯的凹陷處。
穴位在偏向腳踝的位置。
可以用手的拇指按壓，或是用腳後根搓揉。
肝臟如果有任何狀況，按壓這個穴位時就會有疼痛感，所以也可以順便藉此來檢查肝臟的狀況。

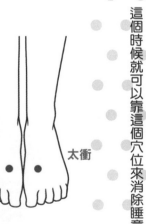

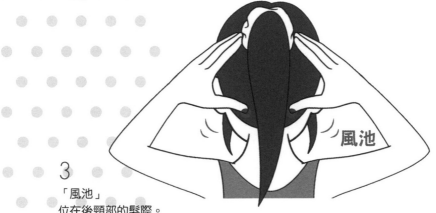

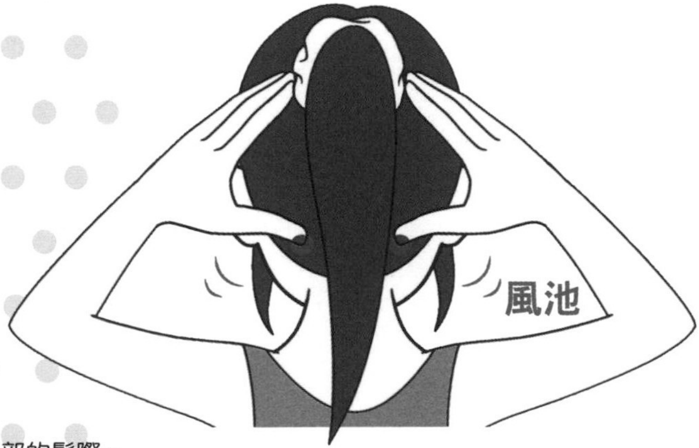

3
「風池」
位在後頸部的髮際。
把拇指放在穴位上，
用其他的4根手指支撐頭部。

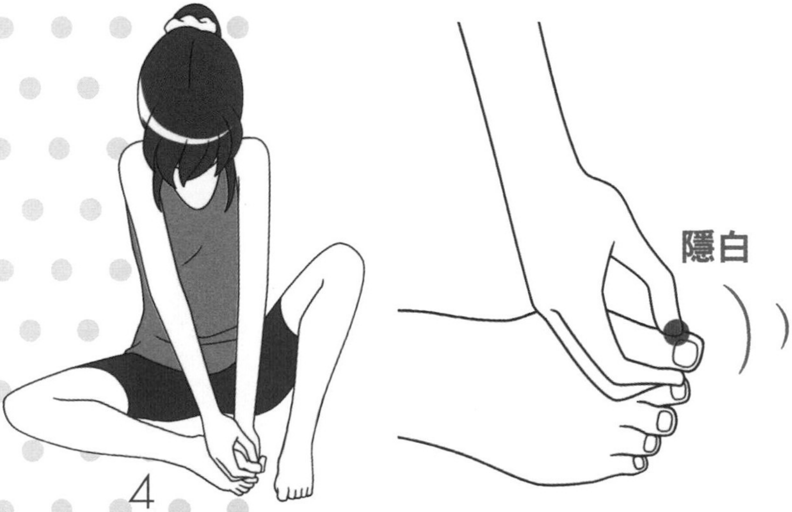

4
「隱白」位在腳拇指內側，
指甲的根部。
用拇指和食指掐住拇指，
揉捏穴位。

心靈體操 1
深呼吸重振精神

深呼吸對調整自律神經非常有效。
讓自己習慣緩慢的腹式呼吸吧！

1

仰躺。
坐在椅子上時，就靠在椅背上放鬆身體。

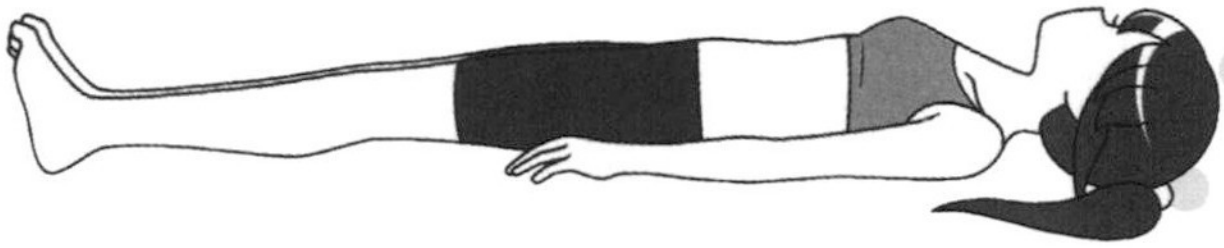

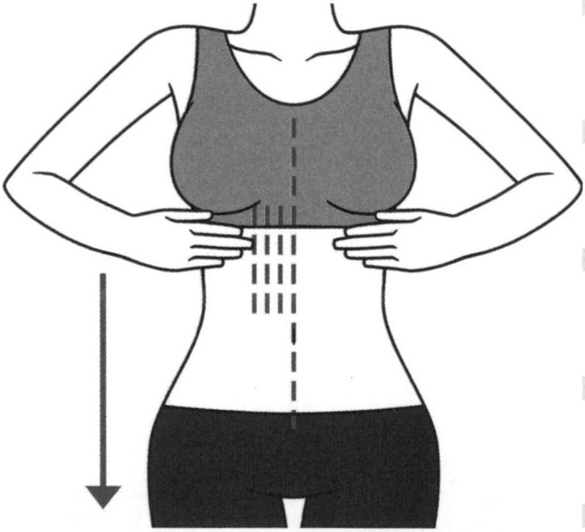

2

接著，
把雙手放在胸部下方。
用拇指以外的手指，
從胸下到腹部中央，
由上往下交錯撫摸3指寬
外側的線條。

POINT
＊
請讓手掌緊密貼
在腹部。

3

接著，
利用雙手的拇指、
食指擺出三角形的
形狀，並擺放在
腹部上方。
把對齊的拇指放在
肚臍上方。

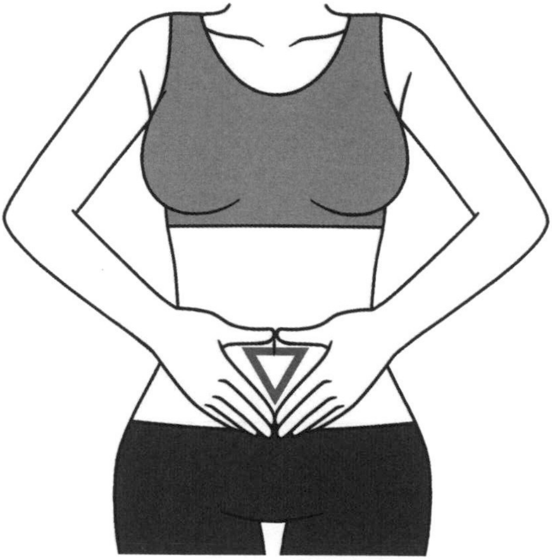

4

1. 從鼻子吸入大量的空氣，並觀察下腹部是否膨脹。
2. 腹部充分膨脹後，停止吸氣的動作。
3. 接著，慢慢從鼻子吐氣。
4. 吐氣後自然停止呼吸，然後再回到動作1。
   這樣的動作重複10次左右。

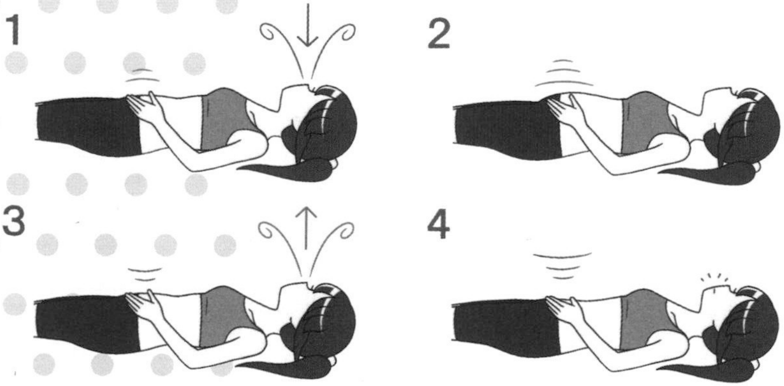

心靈體操2

頸部的伸展運動

沒辦法控制壓力時，
就會導致身體狀況不順。
促進血液循環，舒展肌肉吧！

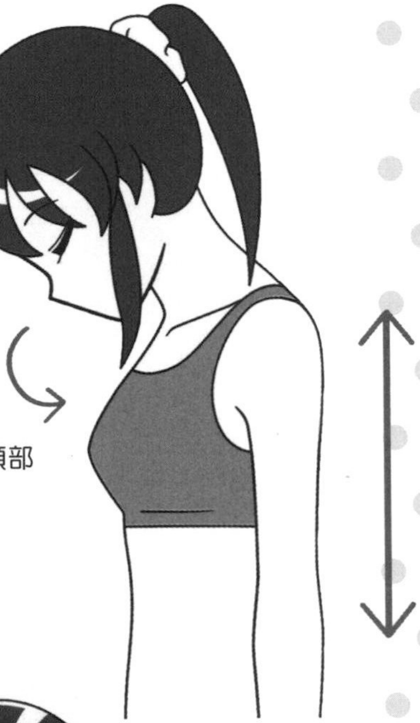

1

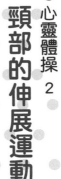

站在地板上。
挺起脊柱，
把下巴貼往胸前。
維持這樣的動作
15秒，藉此伸展頸部
後方的肌肉。

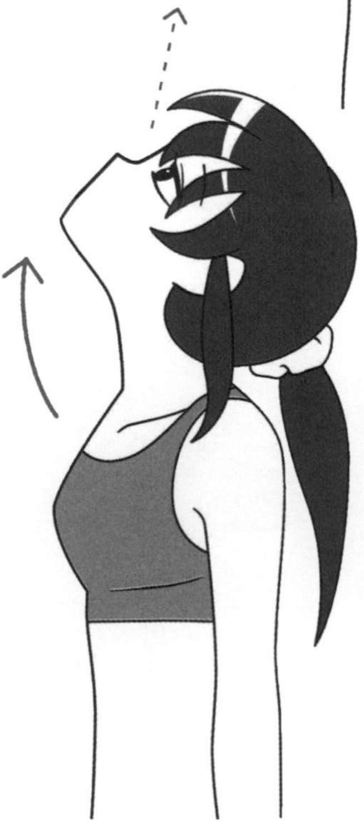

2

接著，抬起下巴，
看著天花板。
就這樣讓視線移向後方，
就可以進一步
伸展前頸部的肌肉。
動作維持15秒左右。

3

把右耳傾向右肩，
一邊把左肩往上抬，
感受頸部側面肌肉伸展
的感覺。
動作維持15秒左右。
反方向也進行相同
的動作。

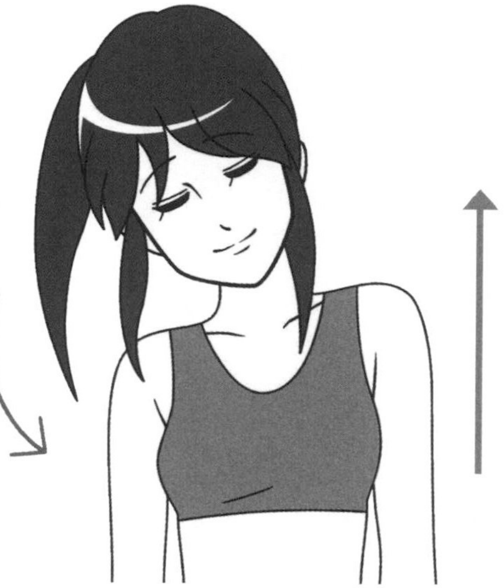

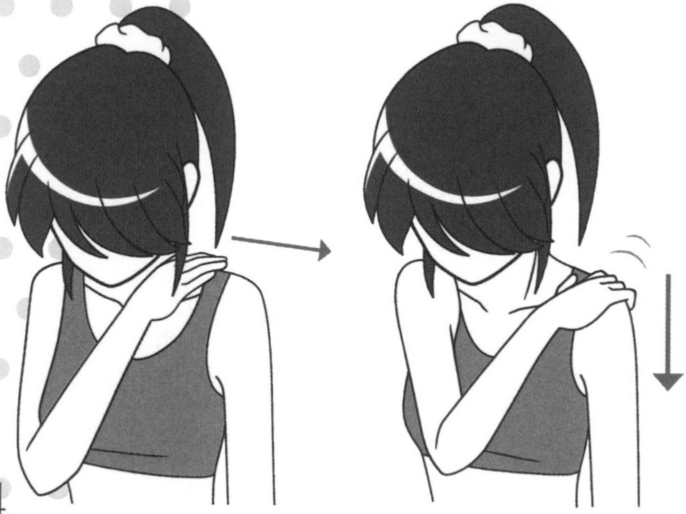

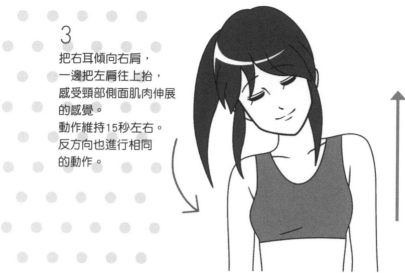

4

把頸部往斜前方傾倒，一邊伸展頸部肌肉，
一邊從頸部往肩膀撫摸。
來到肩膀後，把肩膀往下壓，藉此伸展、舒展肩膀。

心靈體操3

頭部的伸展

伸展額肌、枕肌、顳肌，可消除頭痛或矯正下顎的歪曲、舒緩頸部的不適。

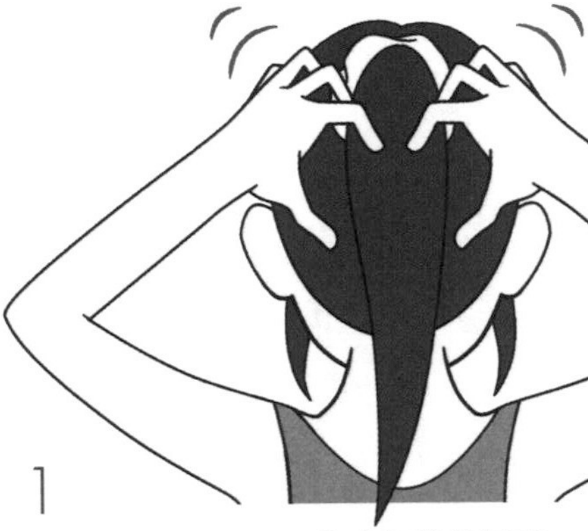

1

使用所有的手指，用指尖輕敲整個頭。
有節奏性地按摩整個頭的每一部分。

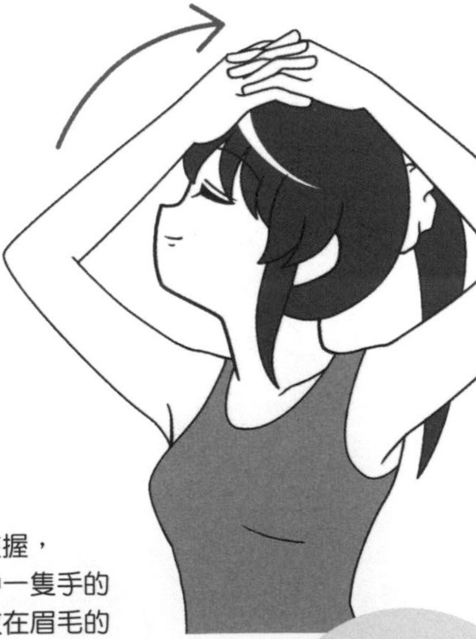

2

雙手交握，
把其中一隻手的
根部放在眉毛的
正上方。
在手交握的狀態下，
以眉毛的正上方
為支點，從前方往後方
輕輕拉提。

POINT
＊
只要使用手腕
附近的部分，
就可以更加順手。

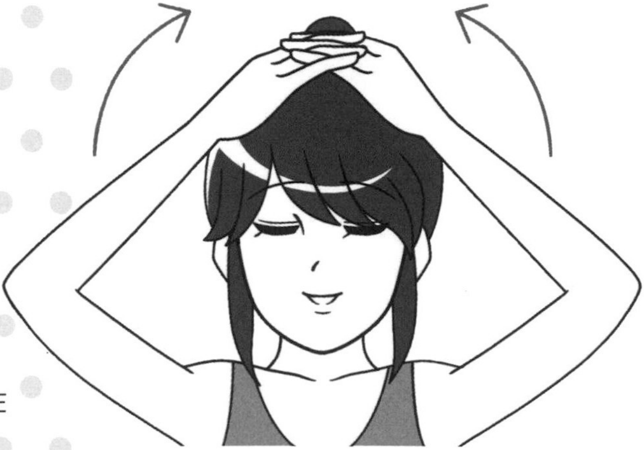

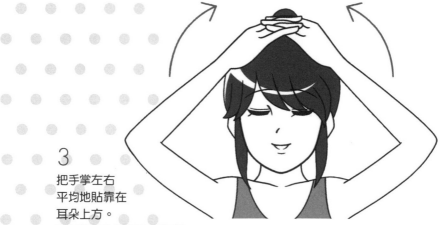

3
把手掌左右
平均地貼靠在
耳朵上方。
宛如讓手在頭頂上交握般，
輕輕把雙手往上拉提。
藉此伸展顳肌。

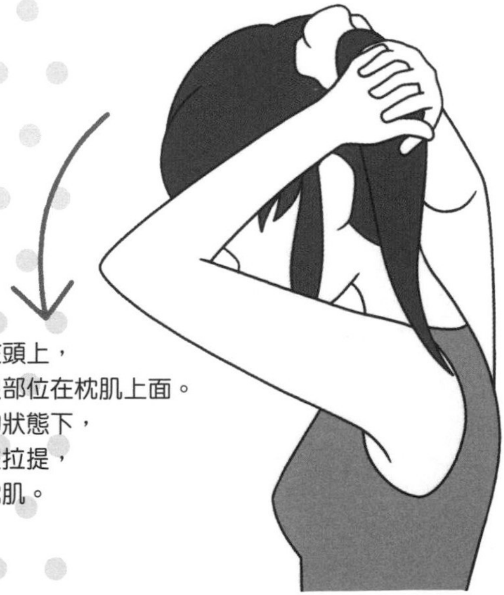

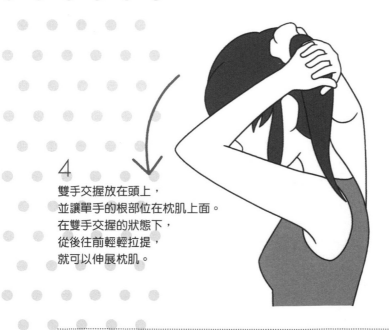

4
雙手交握放在頭上，
並讓單手的根部位在枕肌上面。
在雙手交握的狀態下，
從後往前輕輕拉提，
就可以伸展枕肌。

心靈體操4
全身的伸展

身體感覺到疲累時，或許原因是來自於眼睛疲勞。
眼睛的疲勞也會形成全身疲勞的原因。

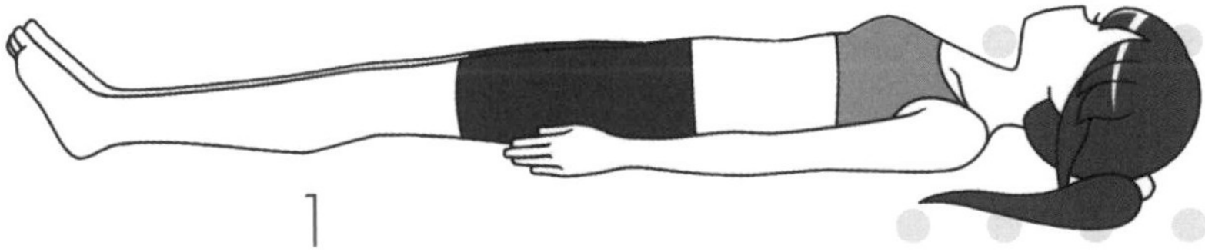

1

仰躺，調整好姿勢。

2

以肋骨也一起往上拉提的感覺，把雙手伸向天花板的方向。
就這樣讓動作維持10秒。

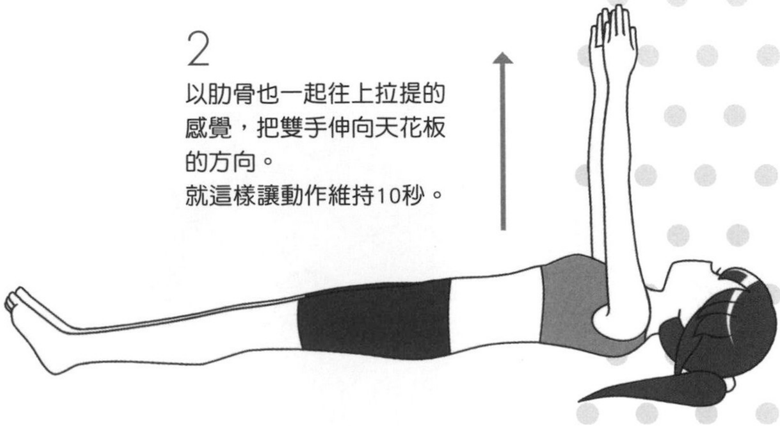

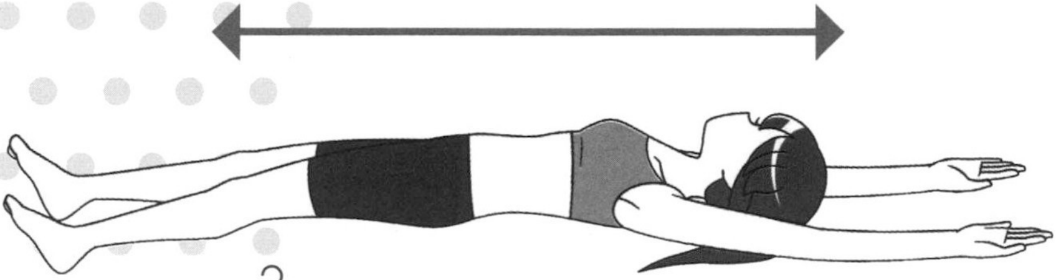

3

把雙手再往上伸展，
平貼在地板上。
在稍微展開雙手、雙腳的情況下，
以雙手再更往上，
雙腳再往下的感覺做出伸展動作。

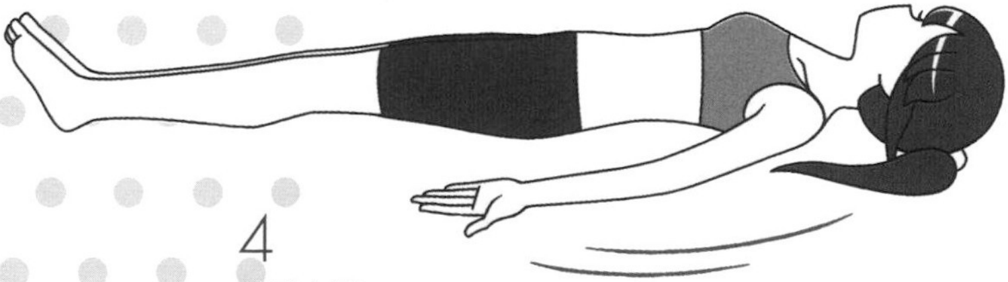

4

放鬆力量。
這個動作重覆5次。
請感受全身舒適伸展的感覺。
睡醒時或晚上睡覺前最適合。

心靈體操 5
泡澡伸展

舒展肌肉並去除疲勞的伸展。
只要在浴盆中進行，
就能促進放鬆效果。

1

曲起雙膝，在浴盆裡蹲坐下來，雙手抱膝。
直接把膝蓋拉往胸前，
彎曲背脊，感覺腰部至背脊
充分伸展的舒適感受。

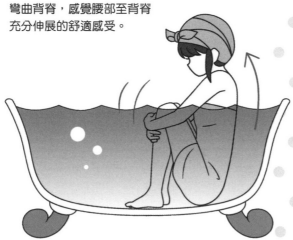

2

筆直伸展雙臂，
抓緊浴槽的邊緣。
把身體往後方拉，
請充分伸展肩膀至背脊的部分。

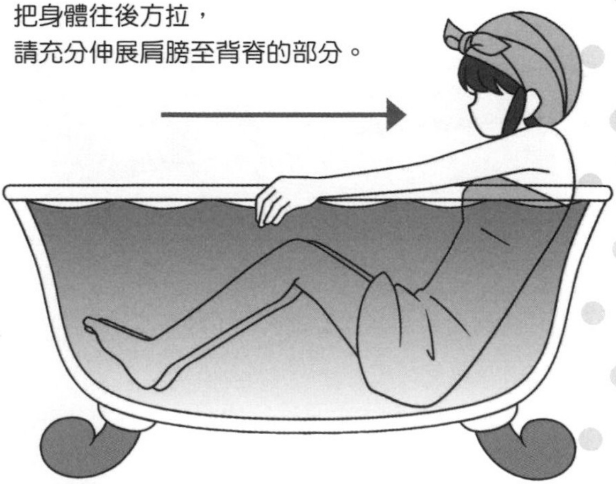

3

用雙手抓住雙腳的前端，
往自己的方向拉。
伸展腳底和阿基里斯腱。

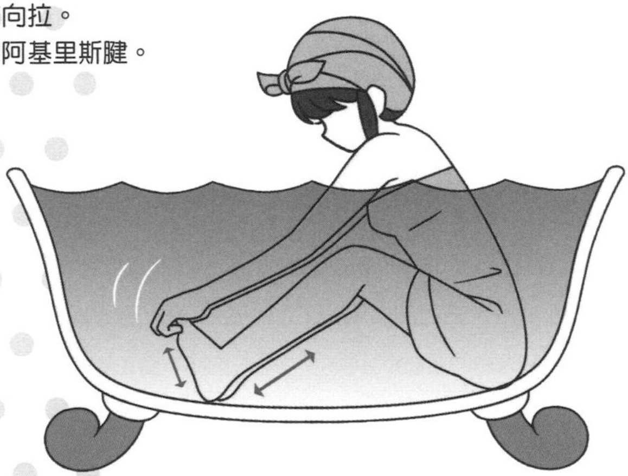

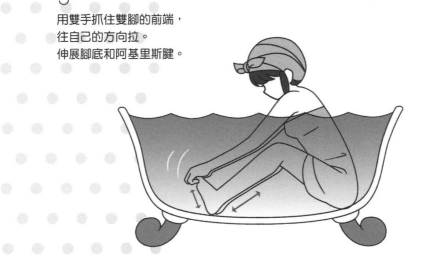

4

用手抓住浴盆的邊緣，
把身體往左扭轉，伸展腰部。
可是，請注意不要連同臀部一起扭轉。
右側也要進行相同的動作。

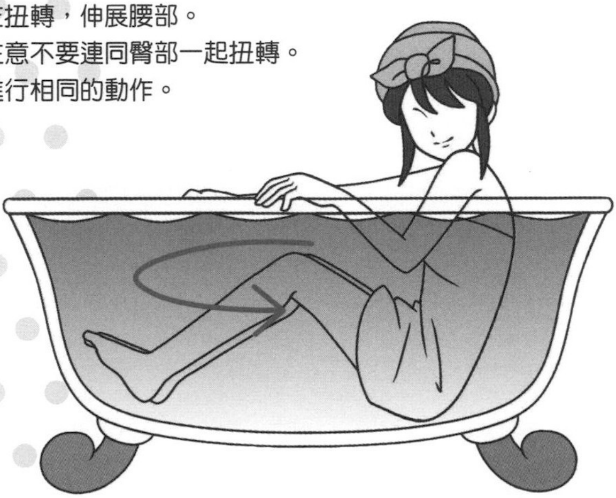

COLUMN

漢方藥

虛冷與血液的問題 形成不易懷孕的體質……

漢方的說法，只要腎、胃、肝夠健康，受孕力就會越高。不孕的主要原因有「虛冷」和「瘀血」。所謂的瘀血是指，包含血液及荷爾蒙在內的「血」循環不良，同時停滯在身體裡的各個部位，因而呈現出舊血停滯在體內的狀態。進行漢方治療的目的是①調整荷爾蒙的狀態、②提高卵子的品質、③調整子宮內膜的狀態。

此外，不孕所採用的漢藥可大略分成4類，這些漢藥經常被使用於各種類別。「腎臟功能較弱的類型」是使用補腎的八味丸或六味丸。

精神性壓力囤積而導致「肝功能較弱的類型」使用的是加味逍遙散和抑肝散加陳皮半夏。「脾臟功能較弱的類型」可以使用促進腸胃作用的二陳湯和溫膽湯等漢方藥。

這同時也是有腸胃不適、嘔吐等症狀時所使用的處方。血液循環不良的「瘀血類型」則可使用淨化舊血，同時具瘀血治療作用的桂枝茯苓丸或溫經湯等漢方藥。

第 5 章

消除不快！珍惜對另一半的關懷

懷孕、生產應該是
夫妻共同討論、決定的人生大事。
不該是「老公幫忙老婆」
單方面的事情，
而是要兩人都有著
相同的意念才對。

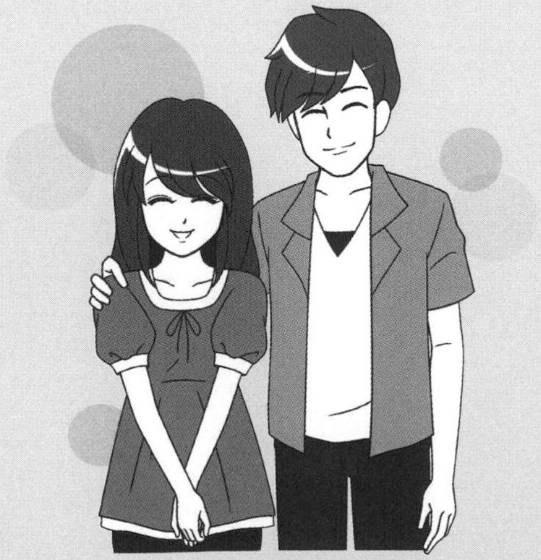

相互體諒的夫妻情感，使受精卵的著床更加活絡

首先，受孕必須是由夫妻共同齊心努力才能達成的事情。雖說身體的保養是懷孕之前所必須要做的事情，但是，心靈上的保養也是相對重要。而左右心靈的關鍵就在於夫妻的情感。如果沒有體諒對方的心，對方也很難以溫柔的情感接納自己。夫妻之間的情感問題會讓彼此感到壓力，同時也會形成不孕的其中一個原因。

沒有溝通、沒有愛情的夫妻就算積極造人，也一點意義都沒有。

為不孕所苦的時候，彼此體諒、相互安慰是夫妻間最重要的事情。如果是相互體諒的夫妻，生下小孩之後，必定能夠成為一對好的父母，如果沒有生下小孩，仍舊可以相互扶持、恩愛依舊。

事實上，要讓夫妻關係變得更好，並不需要什麼特別困難的技巧。只要平日多一點細微的小貼心，應該就能夠讓夫妻情感比過去更加深厚。

＊心理健康對受孕的嚴重影響

●提高受孕力的方法…

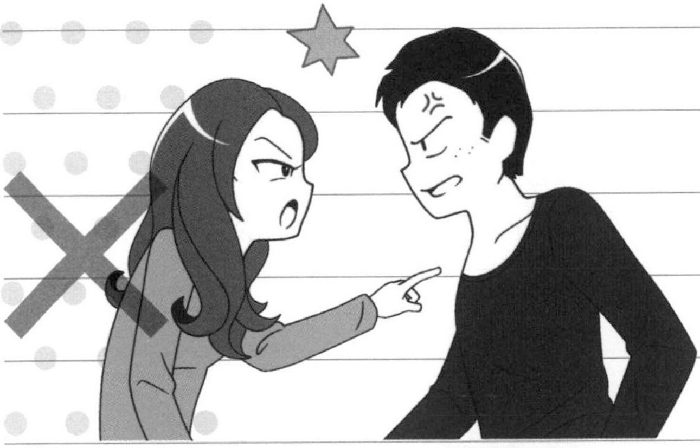

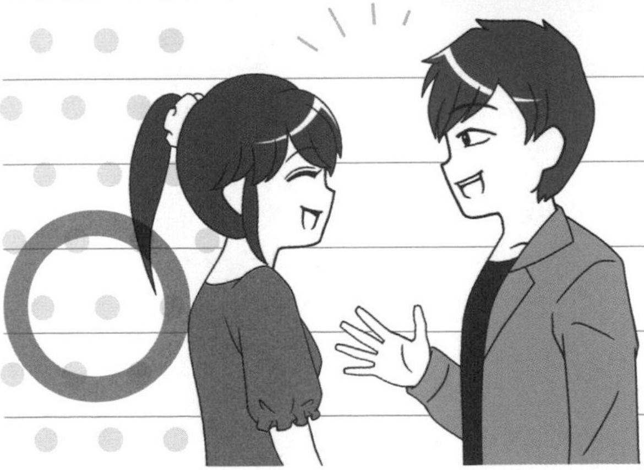

沒有孩子的人生也是一個選項。
最重要的是以夫妻幸福為優先考量。

消除壓力的雙人按摩1

脊背按摩

自己一個人沒辦法做的脊背按摩。

應該可體驗到舒暢&舒適的感動。

1

趴著。
用手取身體乳液或按摩用精油，塗抹在整個背部。

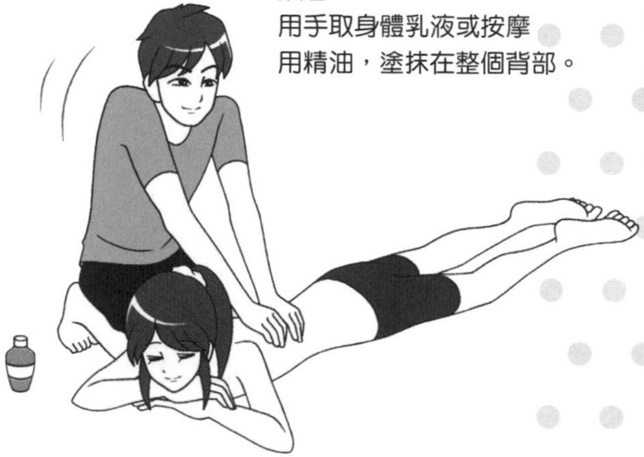

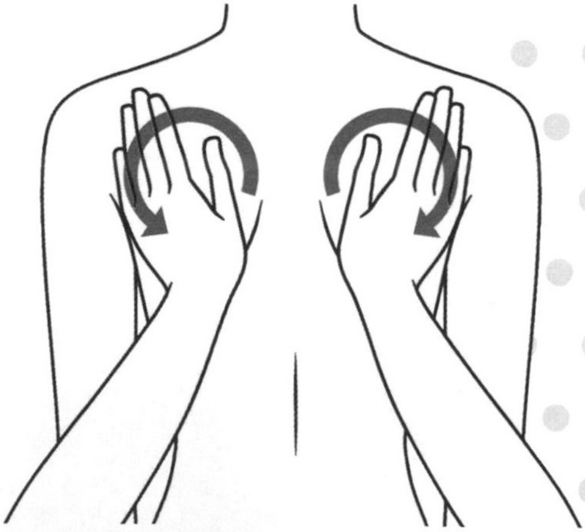

2

宛如從內側往外側畫橢圓般，使用整個手掌按摩肩胛骨周邊。
有僵硬的部位時，要多花點時間，仔細舒展肌肉。

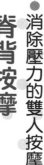

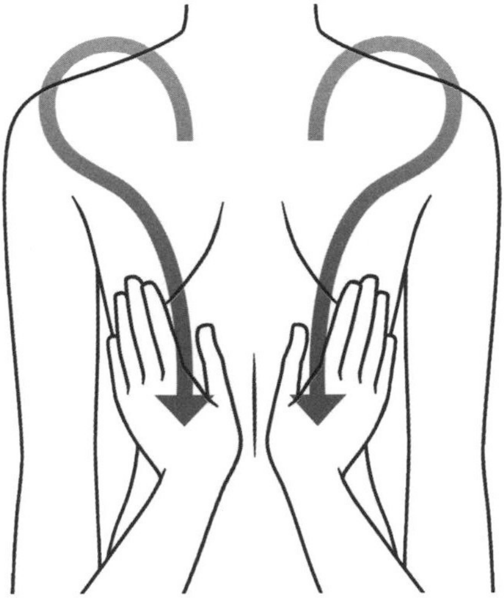

3
接著，依照肩胛骨、
肩膀、背脊的順序，
從外側往下按摩。

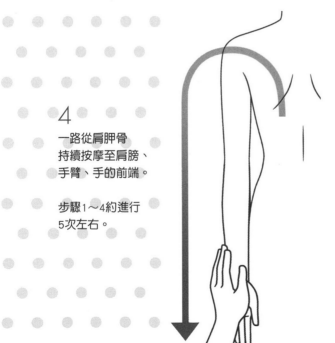

4
一路從肩胛骨
持續按摩至肩膀、
手臂、手的前端。

步驟1～4約進行
5次左右。

消除壓力的雙人按摩 2
頭部按摩

舒緩頭部，促進深層睡眠，
使身心一起恢復健康。
此外，也可以消除頭痛及眼睛疲勞。

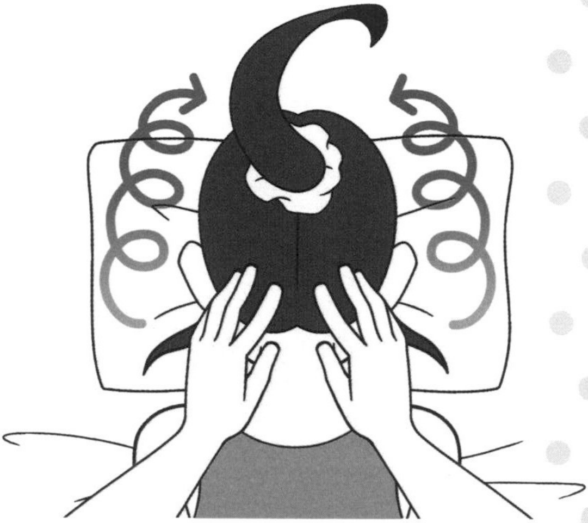

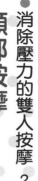

1

讓另一半趴在床上或沙發上。
巧妙利用枕頭或靠墊，
避免呼吸感到難受。
使用指腹，宛如畫螺旋般，
一邊從頭的根部往頭頂部移動，
一邊按壓、揉捏。

POINT

＊

不要把力道專注於指尖，
用手掌或指腹輕輕按壓。
如果把力道放在指尖，
會使皮膚感到疼痛，
請多加注意。

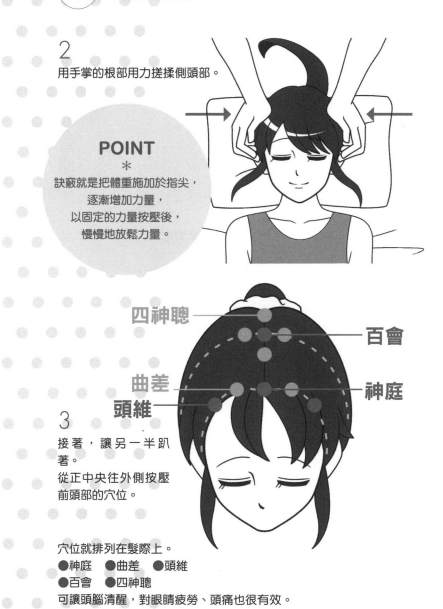

2
用手掌的根部用力搓揉側頭部。

POINT
＊
訣竅就是把體重施加於指尖，
逐漸增加力量，
以固定的力量按壓後，
慢慢地放鬆力量。

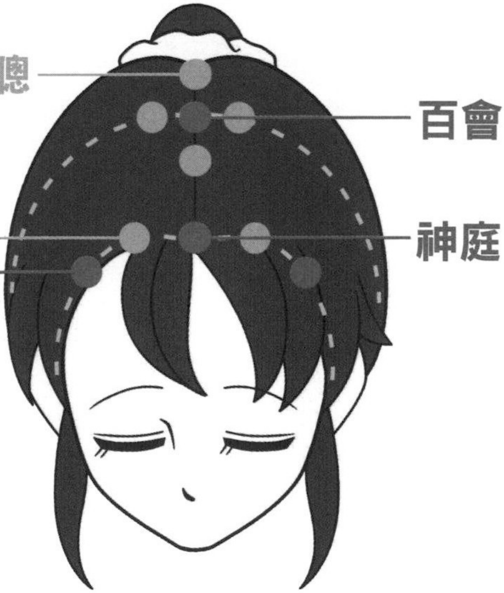

3
接著，讓另一半趴著。
從正中央往外側按壓前頭部的穴位。

穴位就排列在髮際上。
●神庭 ●曲差 ●頭維
●百會 ●四神聰
可讓頭腦清醒，對眼睛疲勞、頭痛也很有效。

消除壓力的雙人按摩 3

肩部按摩

工作或做家事的時候，經常會在不知不覺間擺出不符合人體工學的姿勢，所以就仔細地做好按摩工作吧！

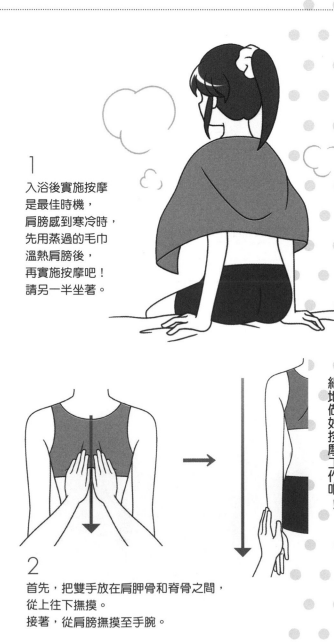

1

入浴後實施按摩
是最佳時機，
肩膀感到寒冷時，
先用蒸過的毛巾
溫熱肩膀後，
再實施按摩吧！
請另一半坐著。

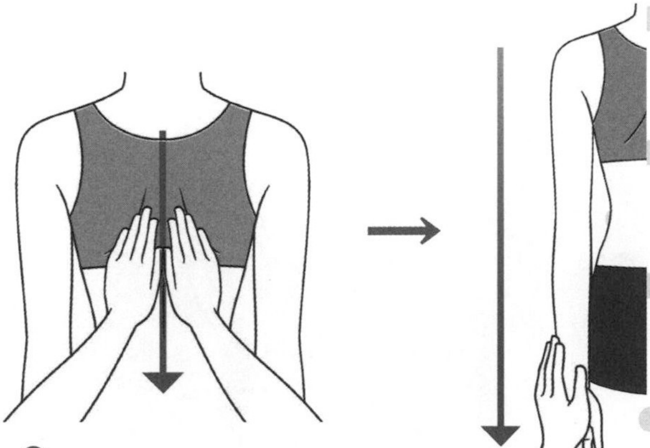

2

首先，把雙手放在肩胛骨和脊骨之間，
從上往下撫摸。
接著，從肩膀撫摸至手腕。

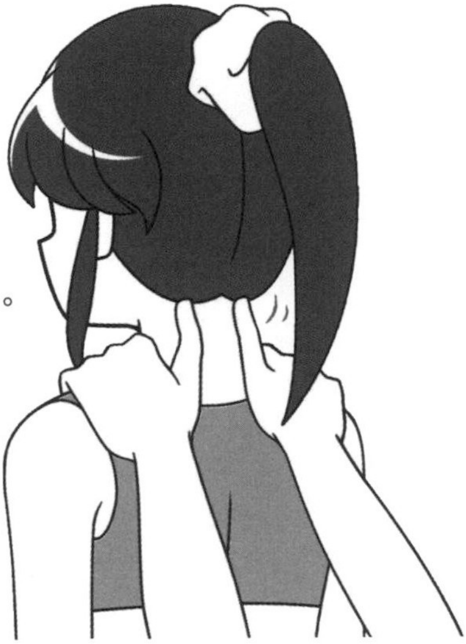

3

請另一半放鬆肩膀
的力量，讓全身放鬆。
抓住肩膀的根部後再
放開，讓肩膀恢復原狀。

4

按摩位於頸部後方的天
柱、風池，以及肩膀的
肩井。

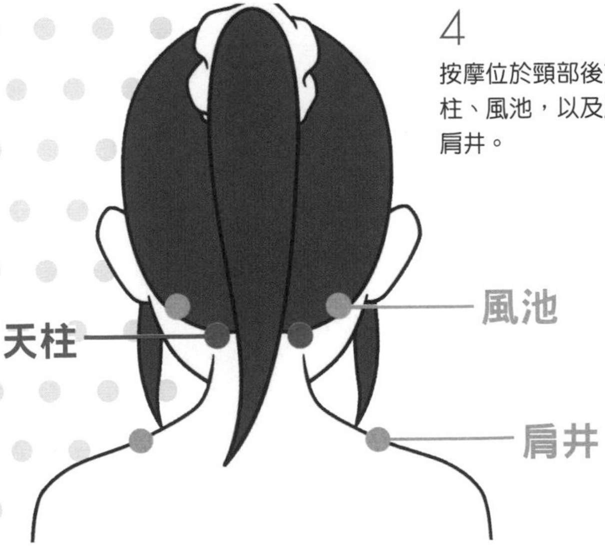

消除壓力的雙人按摩4

頸部按摩

因電腦、智慧型手機普及的關係，
現代人總是長時間低著頭，
這種習慣會導致頸部僵硬。
藉由按摩來斷絕萬病之源吧！

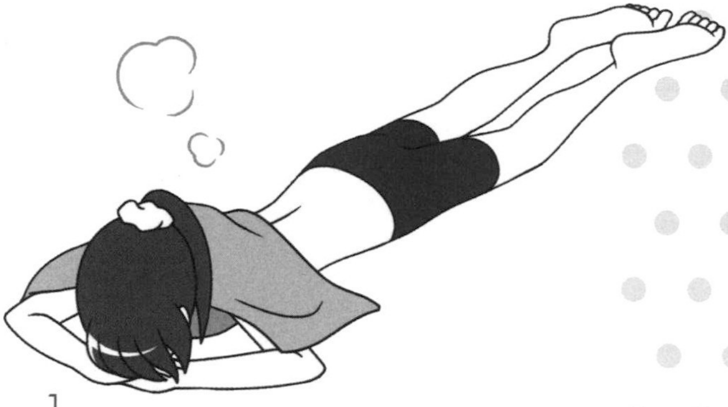

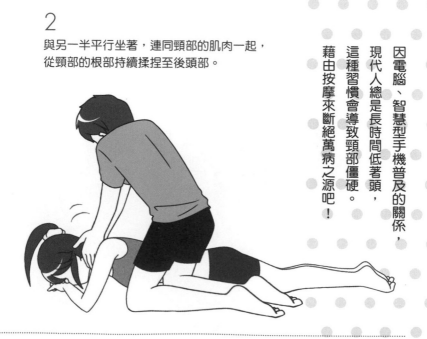

1

讓另一半趴著。
把雙手貼放在額頭上，就可以讓呼吸順暢。
洗完澡後是按摩的最佳時機，
平時則可以把蒸過的毛巾放在頸部至肩膀之間，
慢慢地溫熱身體，使身體放鬆。

2

與另一半平行坐著，連同頸部的肌肉一起，
從頸部的根部持續揉捏至後頭部。

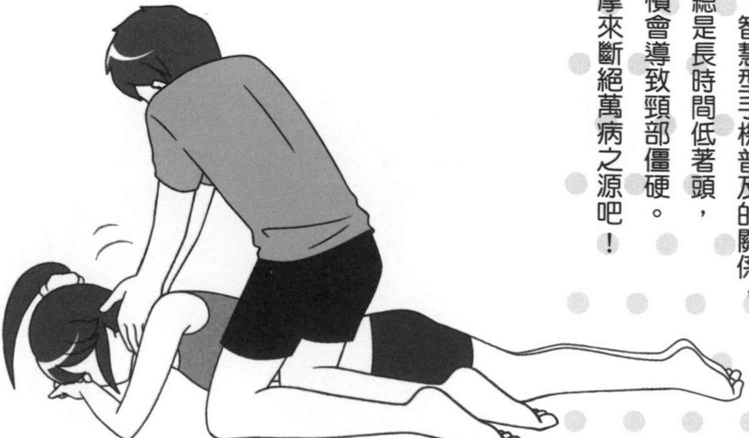

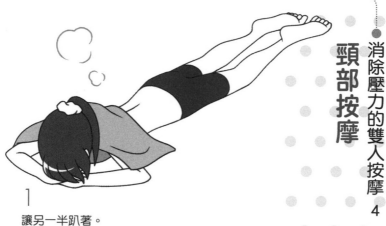

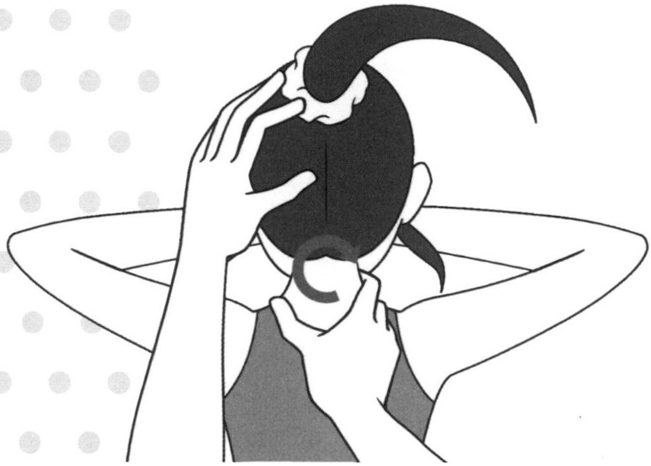

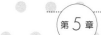

3

接著，抓住頸部根部的肌肉，
以畫圓般的方式由下往上按壓、揉捏。
需一點一滴慢慢地按摩至後頭部的下方。
用單手進行按摩時，可利用另一隻手支撐頭部。

4

讓另一半的頭轉向側面，手自然往下擺放。
確實地揉捏肩膀。

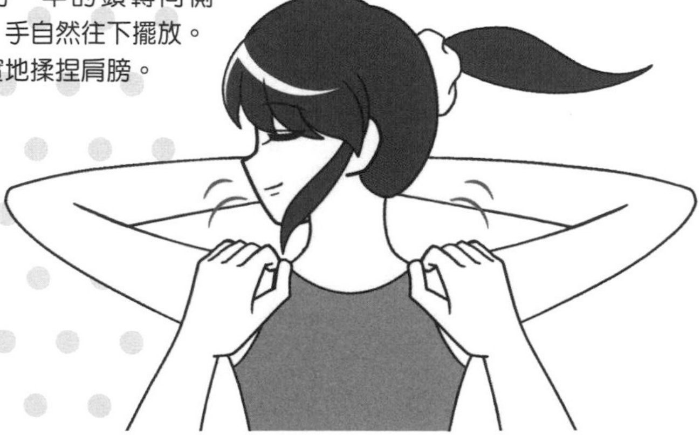

手腕按摩

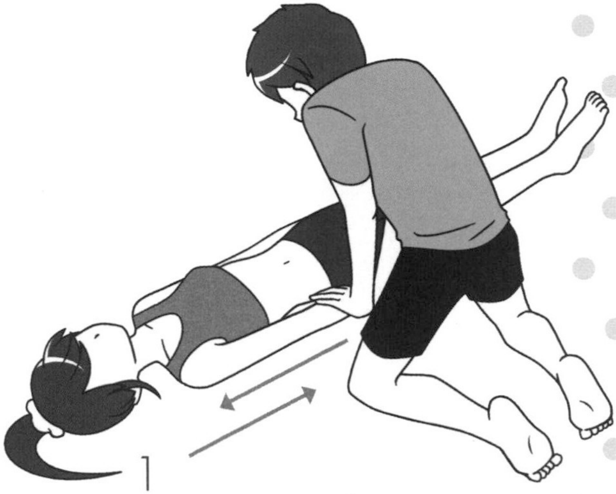

1

讓另一半仰躺。
把雙手放在另一半的手臂和手腕，
一邊按壓一邊滑動至肩膀。
之後，再次回到手腕重覆
相同的動作2、3次。

自己無法察覺到的手肘部分
也要仔細揉捏，藉此重振心情。

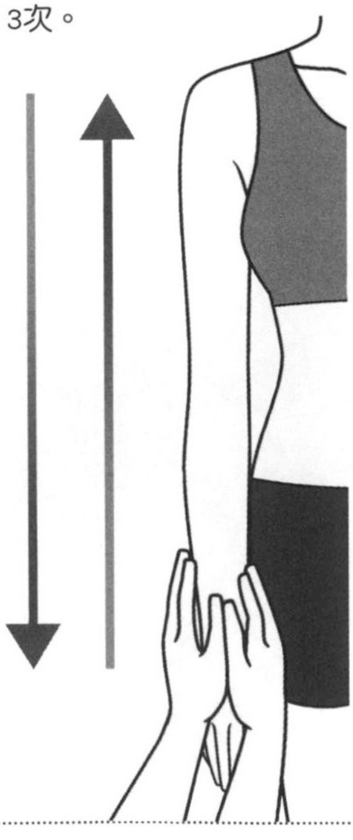

2

手掌面向身體方向，
用雙手從手腕往上
揉捏至前臂。
揉捏至最頂端後，
再次返回至手腕，
動作重覆2、3次。

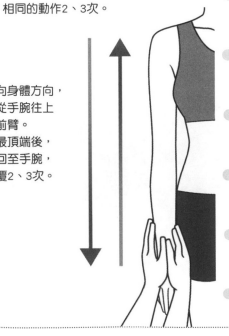

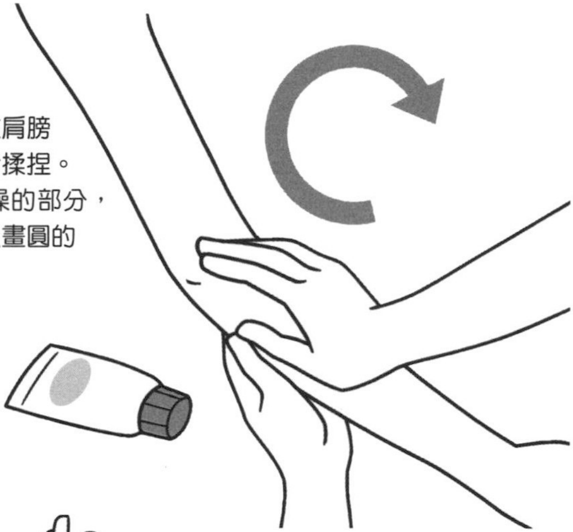

3
用雙手從手肘開始往肩膀撫摩之後，逐步進行揉捏。
手肘是特別容易乾燥的部分，利用精油或乳液，以畫圓的方式仔細按摩吧！

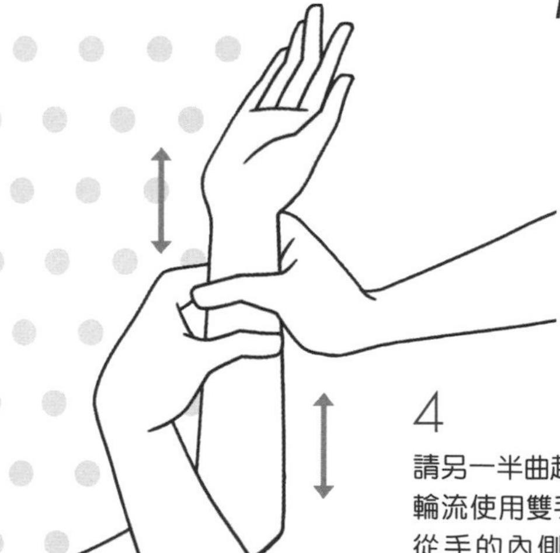

4
請另一半曲起手肘。
輪流使用雙手的拇指指腹，從手的內側仔細按摩至手肘。

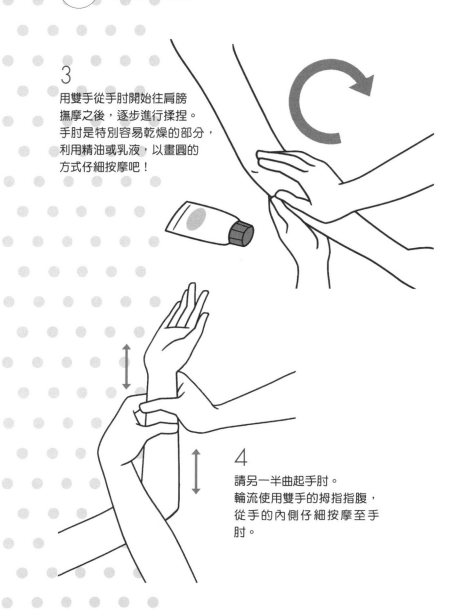

消除壓力的雙人按摩 6

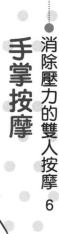

手掌按摩

做出細微動作的手部是第二個腦。
手指根部是特別容易囤積疲勞的部位。

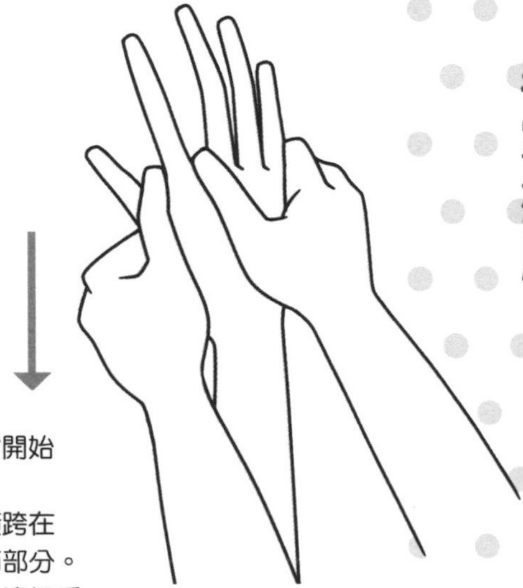

1

從另一半的手背開始
按摩。
把雙手的拇指橫跨在
手指根部、關節部分。
一邊握著手，一邊把手
往外側拉扯。
就這樣慢慢地按摩每一根手指。

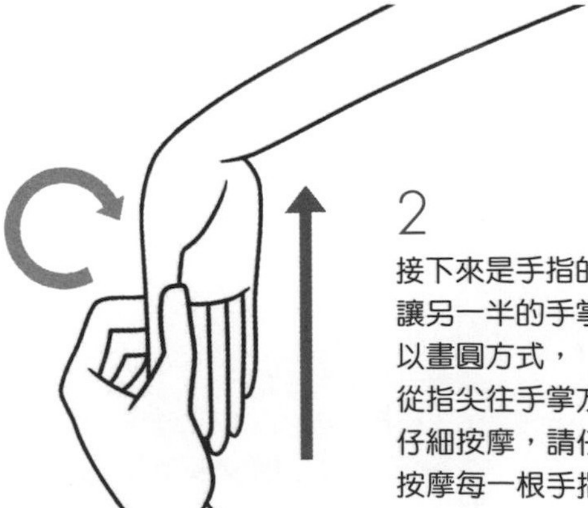

2

接下來是手指的按摩。
讓另一半的手掌朝下。
以畫圓方式，
從指尖往手掌方向
仔細按摩，請仔細
按摩每一根手指。

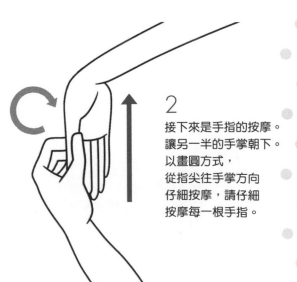

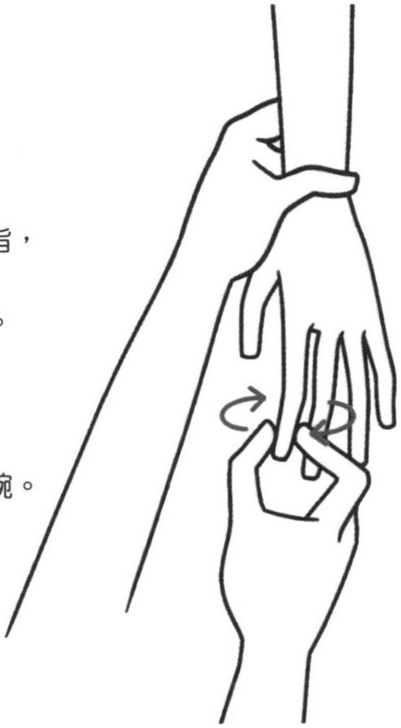

3
接著，
抓住另一半的手指，
一邊左右扭轉，
一邊拉扯、鬆開。
每一根手指
都要仔細按摩。
按摩時也可以用
另一隻手抓住手腕。

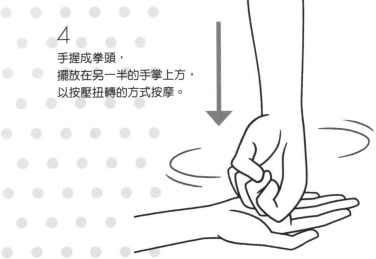

4
手握成拳頭，
擺放在另一半的手掌上方，
以按壓扭轉的方式按摩。

消除壓力的雙人按摩 7

臀部按摩

腰部或臀部的肌肉如果太過緊繃，就會形成腰痛等原因。當然，提臀的效果也相當值得期待。

1

讓另一半趴著。
使用整個手掌，
一邊慢慢地搖晃整個臀部，
一邊舒展僵硬的肌肉。

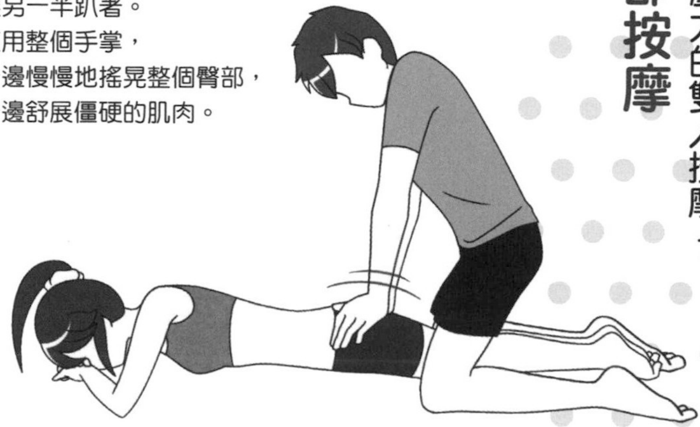

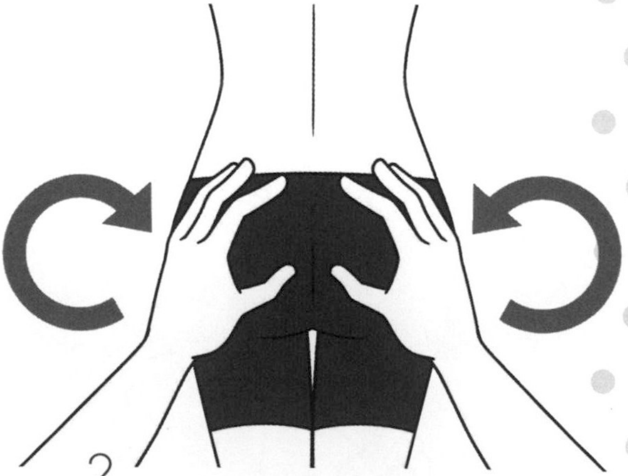

2

接著，用雙手的手掌一邊大幅轉動，一邊往上推。以揉捏般的方式進行按摩。

3

用拇指按壓可舒展臀部
肌肉的穴位「環跳」。
這個穴位的按壓可使
髖關節的動作更加順暢，
同時也可預防、改善肩膀
疼痛。

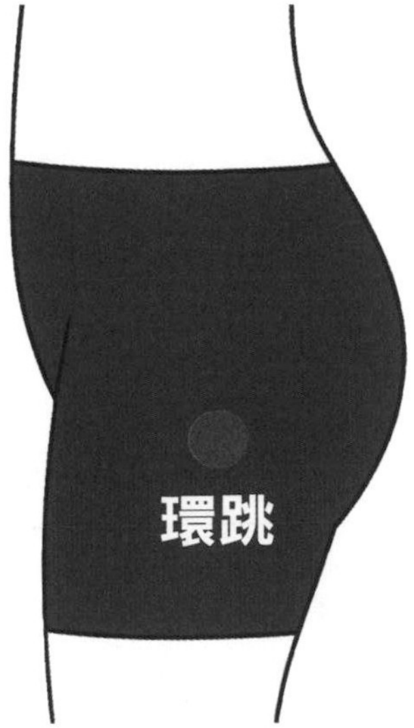

4

請另一半把右膝蓋
往外側彎曲。
以畫小圓般的方式，
由上往下按摩大腿
和臀部的交界處。
反方向也要進行
相同的動作。

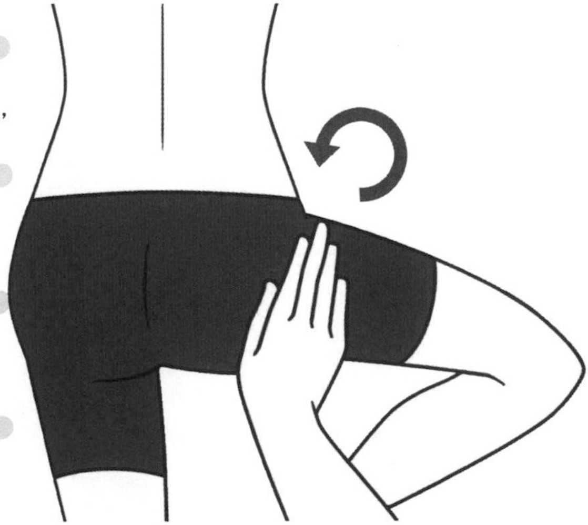

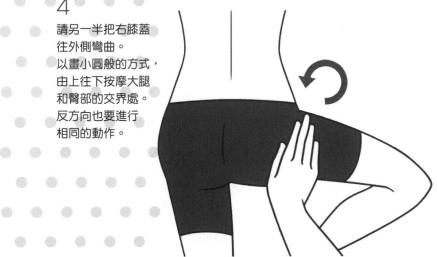

消除壓力的雙人按摩 8

腳和膝蓋的按摩

1

讓另一半仰躺。
從右腳開始。
從腳踝開始往腳的根部撫摸腳的表面整體。
施加力道會使肌膚感到疼痛，所以要輕柔撫摸才行。

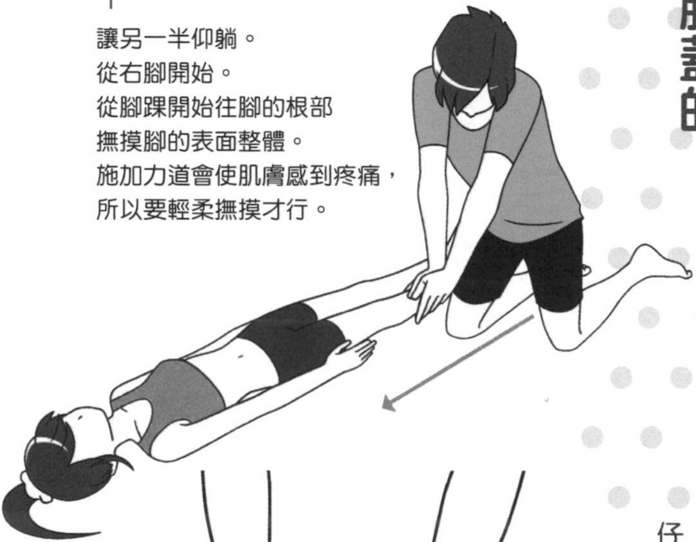

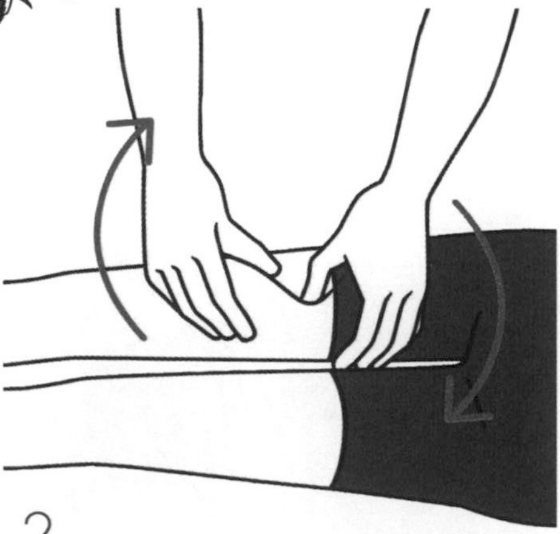

在站立、坐、走路這些稀鬆平常的動作中，膝蓋和腳是負擔最大的部位。仔細地做好保養吧！

2

大腿的按摩。
把雙手放在大腿的前側和外側，以扭轉方式揉捏。
左右都要進行相同的動作。

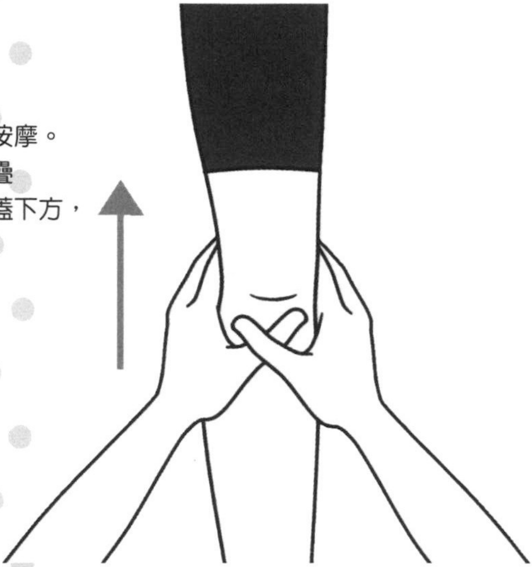

3

接下來是膝蓋的按摩。
把雙手的拇指交疊
放置在對方的膝蓋下方，
由下往上按壓至
膝蓋的上方。

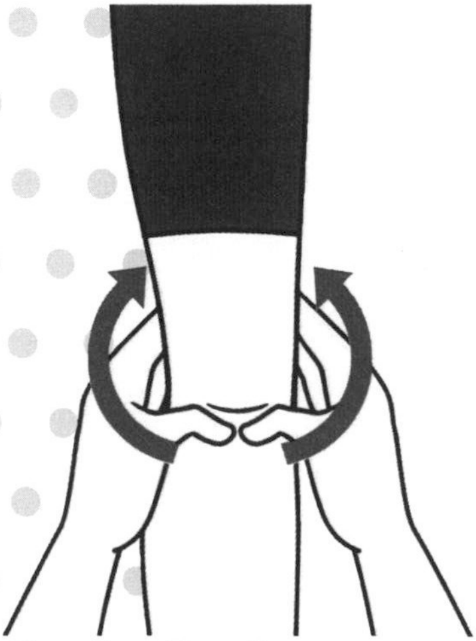

4

以畫圓方式，
用拇指一邊按壓，
一邊按摩整個膝蓋。
從膝蓋下方開始按摩1圈。
最後再用手掌輕柔撫摸膝蓋。

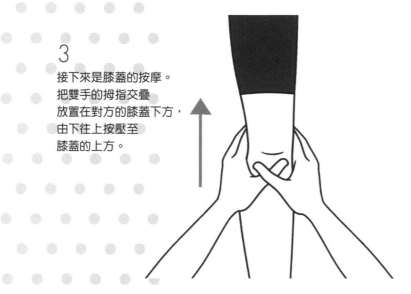

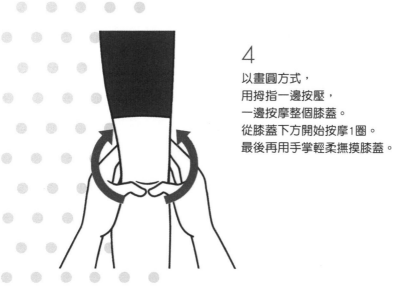

消除壓力的雙人按摩 9

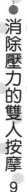

腳底按摩

按摩腳底，促進血液循環和淋巴的循環，同時去除疲勞。

1

讓另一半仰躺著。
用單手把腳踝稍微往上抬，再用另一隻手抓住腳趾的下方。
慢慢地往左右轉動3次左右。

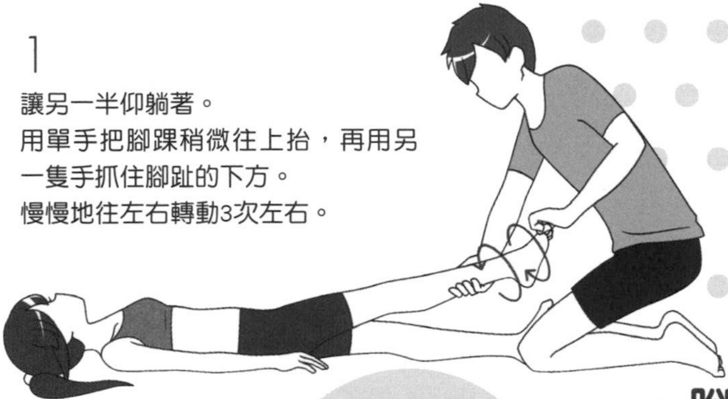

POINT
*
如果施加力道，
腳部會不容易轉動，
所以要請另一半
放鬆力量。

2

伸展腳底的足弓部分。
用雙手包覆腳趾整體，並將腳的半個腳背往前傾倒。
接著再往回扳。最後，把雙手拇指放在腳底，
其他的手指則放在腳背上。
宛如畫出水平拱橋般橫向彎折。

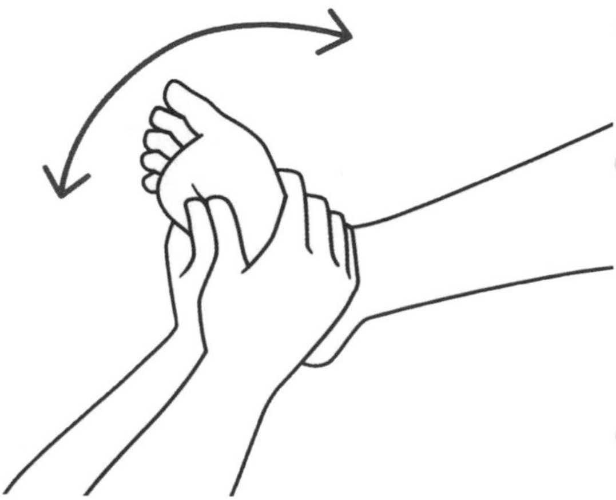

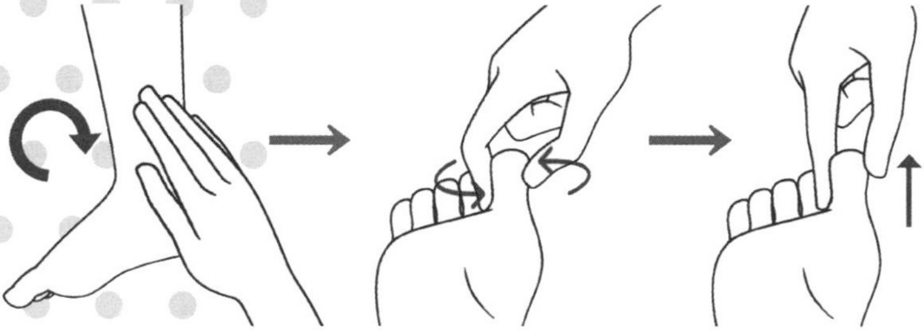

3

以畫圓方式撫摸腳踝之後，抓起每1根腳趾往左右轉動3次。
全部的動作都完成後，接著，抓著腳趾的根部輕輕拉扯。
這個時候，要避免碰撞到指甲。

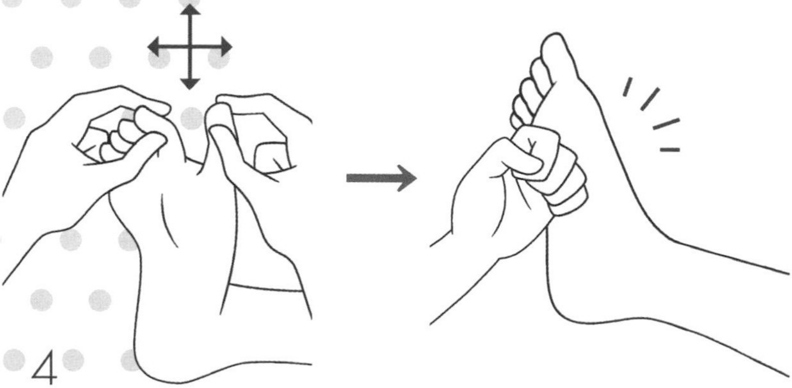

4

腳趾間的伸展。
在不感到疼動的狀態下，把每個腳趾往縱向、橫向拉開。
接著，握拳輕輕敲打腳底、腳掌心。

消除壓力的雙人按摩10
全身按摩

1

讓另一半趴著。
以手握拳的狀態，從腳底的後腳跟開始慢慢壓揉至腳尖。

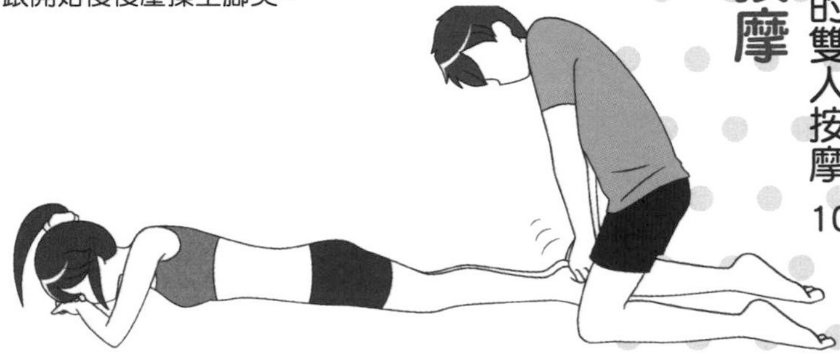

2

接著，進行腳踝至腳跟部分的按摩。
如果挺起腰部，用雙膝跪著，應該會比較容易實行。
雙手交錯挪動，並且讓體重隨著手的移動而改變。
按摩的動作要從下往上進行多次。

男性同樣也會有腳部浮腫或虛冷的煩惱。甚至連自己的腳感到疲累的情況都不會察覺。

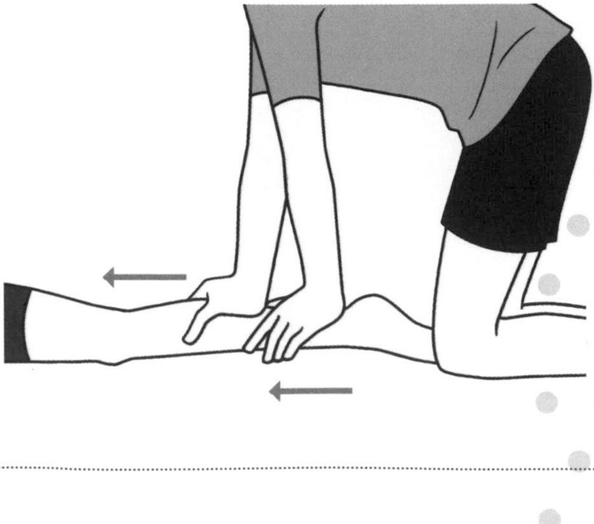

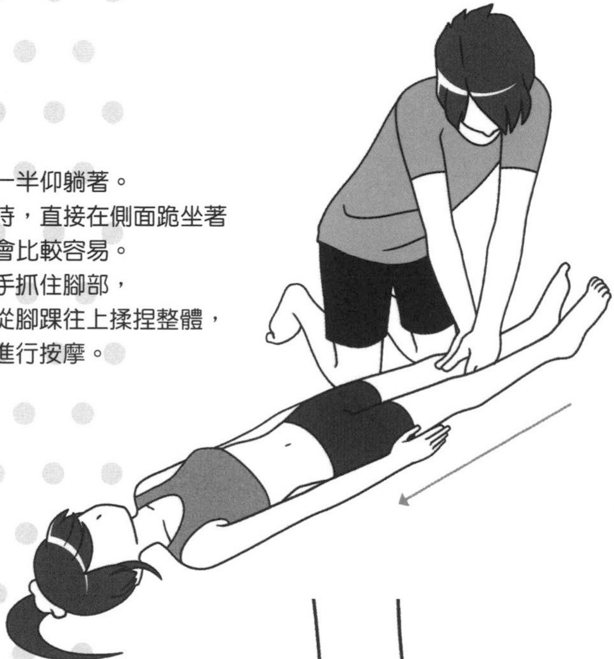

3

讓另一半仰躺著。
按摩時，直接在側面跪坐著
應該會比較容易。
用雙手抓住腳部，
一邊從腳踝往上揉捏整體，
一邊進行按摩。

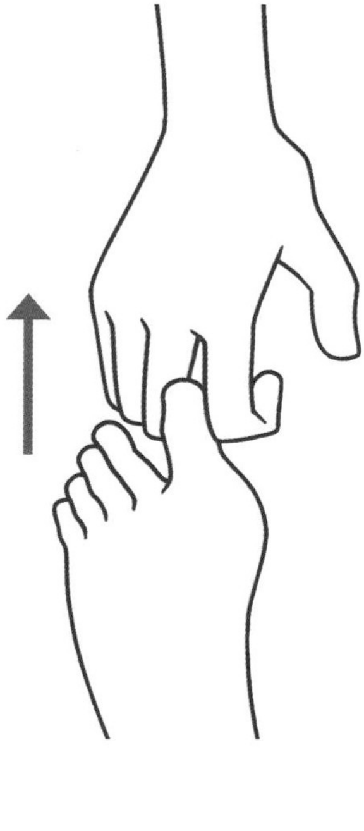

4

用食指和中指從
上方掐住每1根
腳趾往外拉扯。

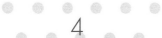

消除壓力的雙人伸展 1

腹部、脊背、腰、肩膀伸展

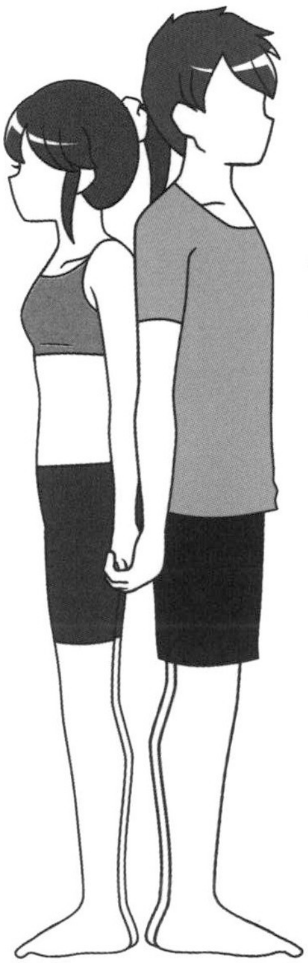

1
背靠著背站立。
使脊背和臀部緊貼在一起，並手牽著手。

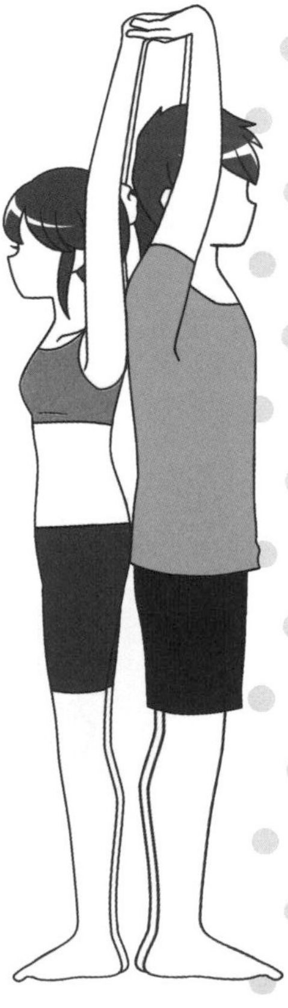

2
把牽著的手往上抬。

確實伸展胸部下緣，促進淋巴的循環。
只要有舒適疼痛感的程度即可。

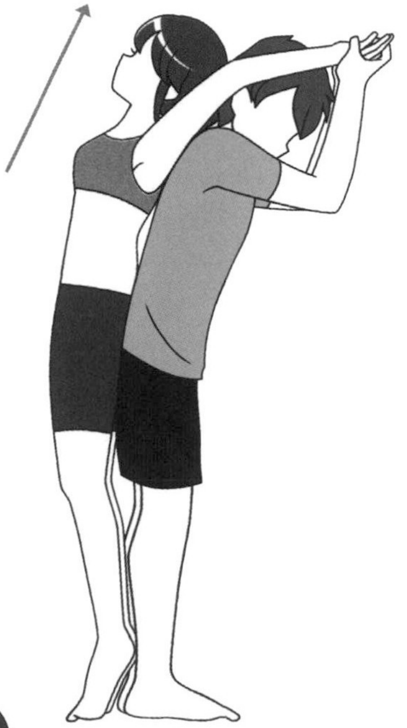

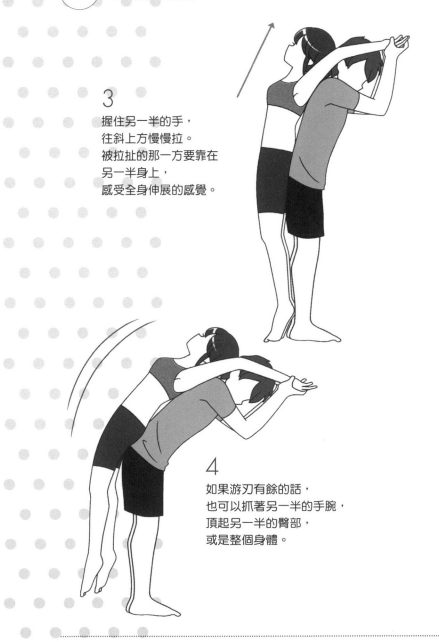

3

握住另一半的手，
往斜上方慢慢拉。
被拉扯的那一方要靠在
另一半身上，
感受全身伸展的感覺。

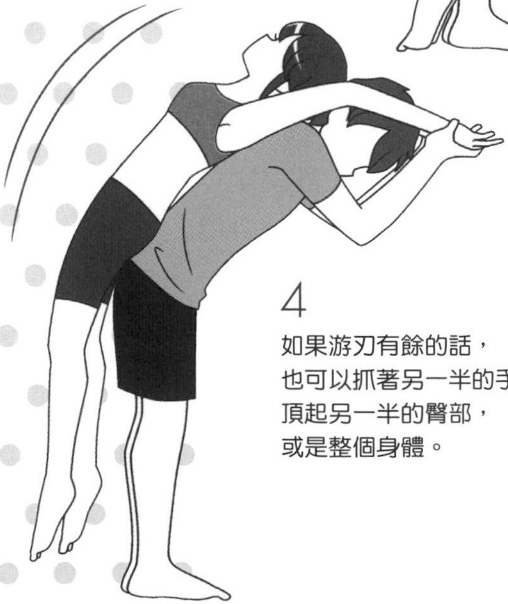

4

如果游刃有餘的話，
也可以抓著另一半的手腕，
頂起另一半的臀部，
或是整個身體。

消除壓力的雙人伸展 2

側身伸展

一邊緩慢呼吸，一邊伸展肌肉或筋骨，
藉此促進血液循環，並改善虛冷。

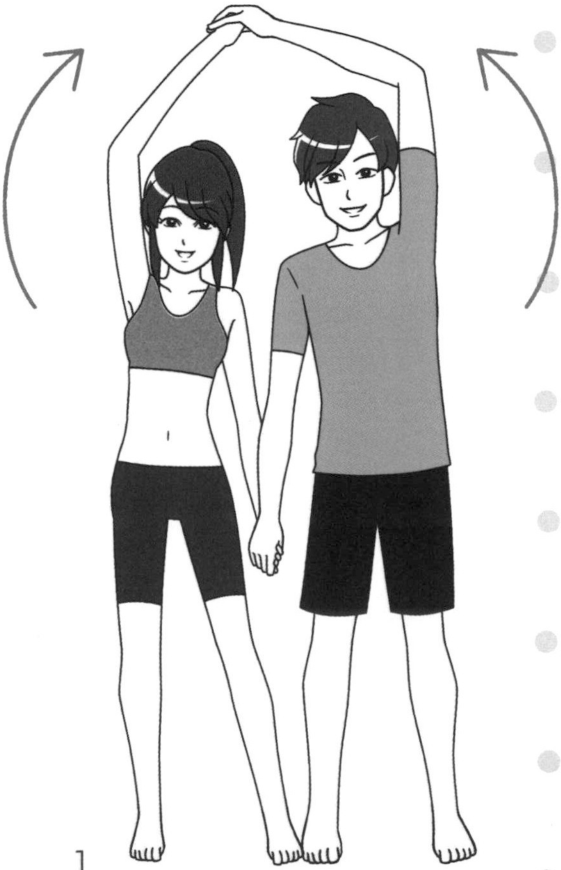

1
腳部張開得比肩膀更寬，
和另一半緊靠站立。
彼此的雙手確實緊扣。
外側的手呈現宛如圓一般的形狀。

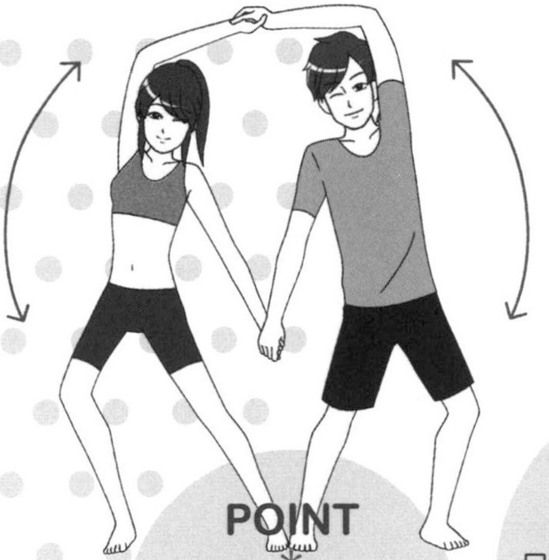

2

把外側的膝蓋稍微彎曲，
調整身體側面，
使身體得以伸展。
可是，靠在一起的那隻腳
的膝蓋則不可以彎曲。

POINT
＊
關鍵就在於避免
身體往前彎，
並以筆直狀態
相互拉扯。

POINT
＊
只要有其中一方的力道太強，
另一方就沒辦法確實伸展，
所以要隨時注意，
以均等的力量相互拉扯。

3

交換位置或是改變方向，另一邊也要進行相同的伸展。

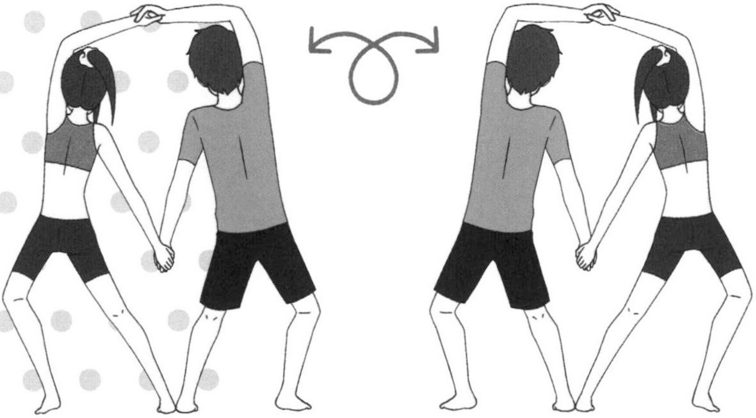

全身伸展1

一個人很難伸展到的部位，
只要兩個人一起做，
就能夠加以伸展。

1

雙方面對面站立，
稍微往後退1步。
彼此手牽著手。

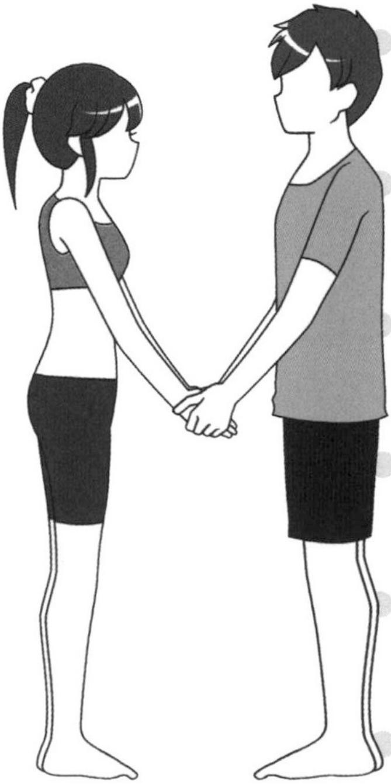

2

輕輕彎曲膝蓋，
感受脊背和腰部的
舒適伸展感覺。

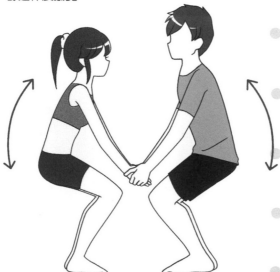

3
進一步蹲下來。
關鍵在於取得
彼此的協調。

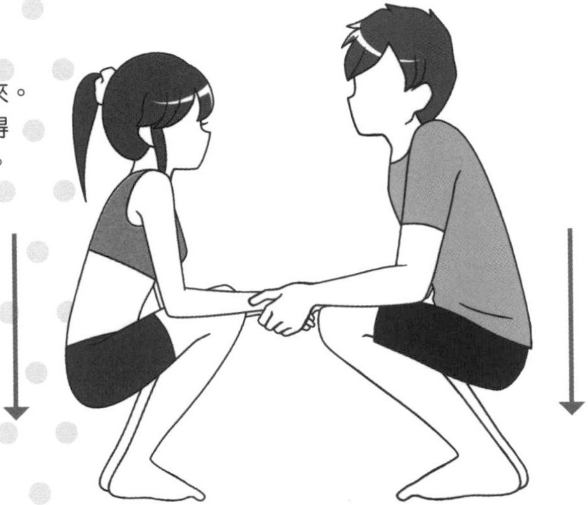

4
慢慢地伸展膝蓋。
藉此伸展腳部的後側。

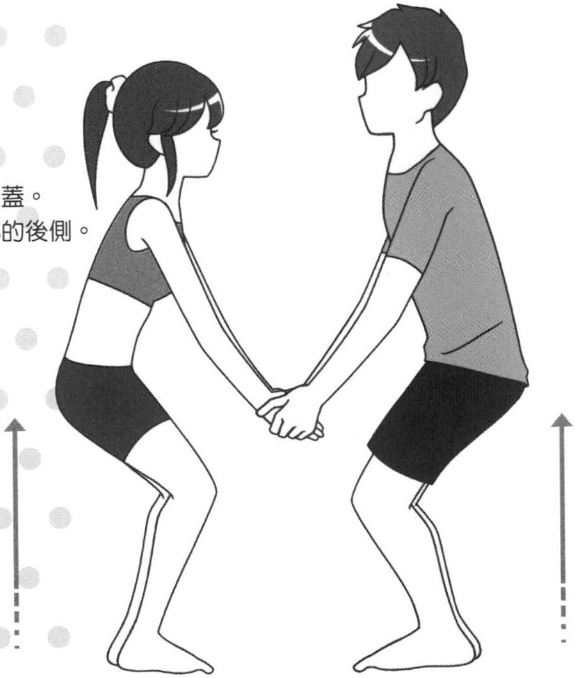

消除壓力的雙人伸展4

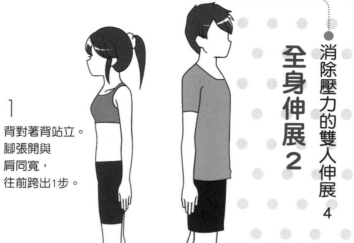

全身伸展2

充分伸展全身的肌肉，
可改善虛冷及疲勞的問題。
最後不要忘了深呼吸。

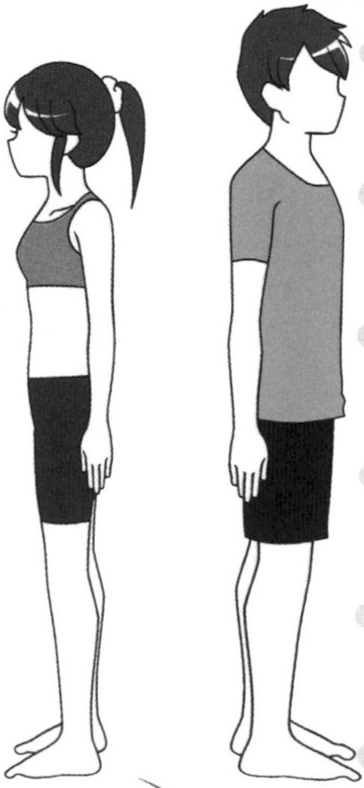

1

背對著背站立。
腳張開與
肩同寬，
往前跨出1步。

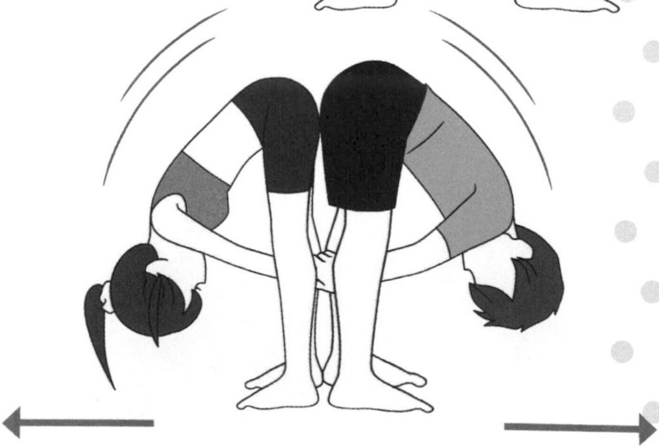

2

直接彎下腰，讓彼此的臀部緊貼在一起。
從雙腳之間握住彼此的手，伸展手臂。
如果手臂沒有獲得伸展，就把身體往前傾吧！

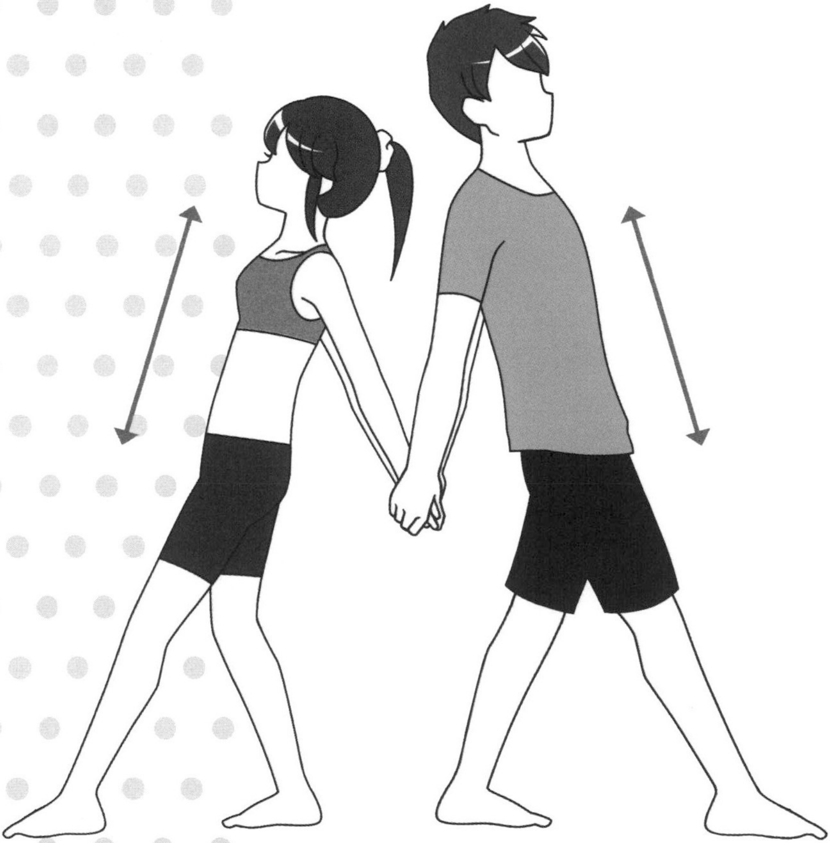

3

恢復成背對的狀態。
在身後手牽著手，
往前大幅跨出與另一半不同的腳。
藉此充分地伸展胸前的肌肉。

消除壓力的雙人伸展 5

腰部周圍的伸展

1

讓另一半仰躺著，
並曲起雙膝。
用雙手按壓右膝，
並慢慢壓往另一半
的胸前。
動作維持5秒左右。
另一隻腳也要進行
相同的動作。

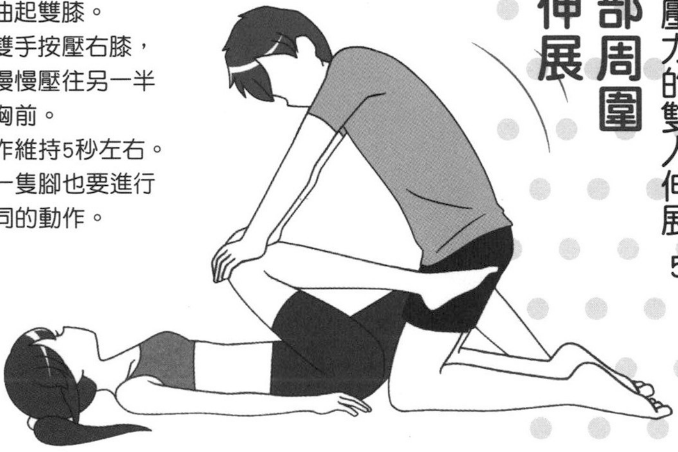

2

接著，以相同的
要領，同時進行
雙腳的伸展。

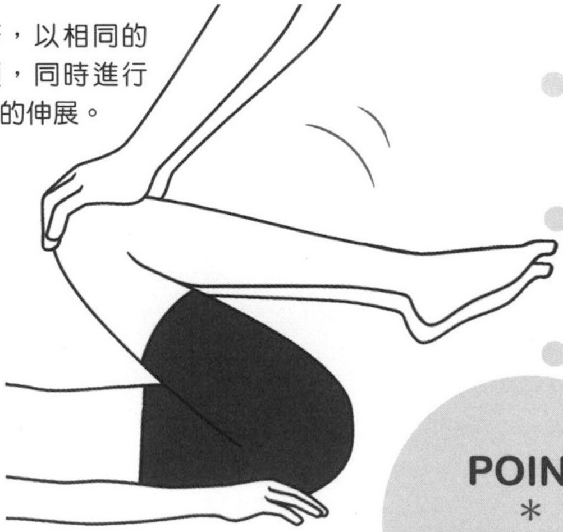

經痛的最大原因就是腰部周圍的肌肉僵硬。伸展髂腰肌也可以改善子宮周圍的虛冷。

POINT
＊
利用體重慢慢增加力量，
就能比較容易伸展。

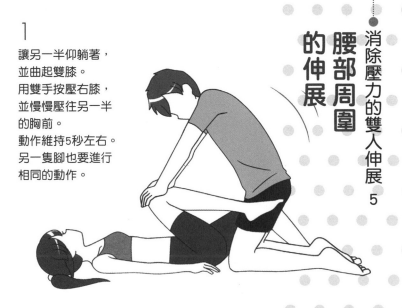

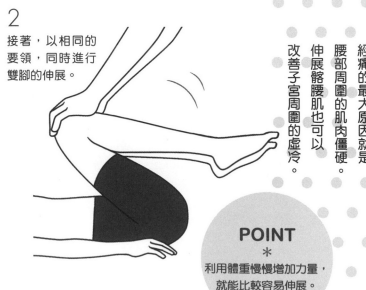

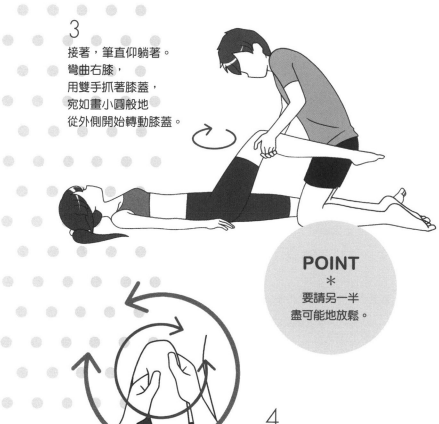

3

接著，筆直仰躺著。
彎曲右膝，
用雙手抓著膝蓋，
宛如畫小圓般地
從外側開始轉動膝蓋。

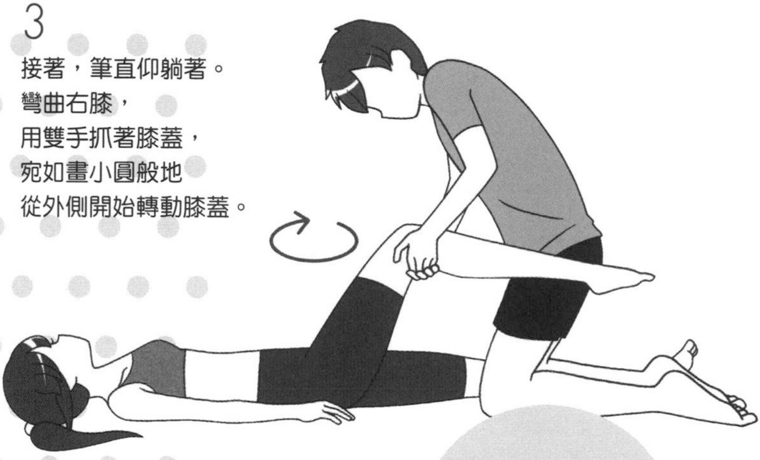

POINT
＊
要請另一半
盡可能地放鬆。

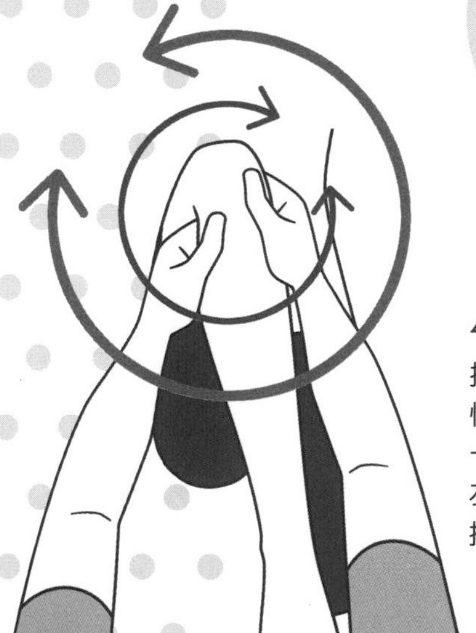

4

按摩的動作要從小圓開始慢
慢擴展成大圓。
一下內轉、一下外轉，
左右分別進行5次
按摩動作。

COLUMN

按摩的基本

提高按摩效果的關鍵在於體貼、珍惜對方的那份心

按摩的基本動作是「撫摸」、「揉捏」、「拍打」、「按壓」。只要依照按摩的部位或是目的，靈活運用這幾種基本動作，就能夠提高按摩的效果。

除此之外，更需要注意的是碰觸對方的時候。如果隨意、草率的碰觸，對方也會有被粗魯對待的敏感感受。如果以宛如碰觸重要物品般的方式碰觸對方，自己珍惜、呵護對方的那份心意，自然也能傳達給另一半。

●進行按摩時的注意事項

1 只要沿著淋巴輕輕撫摸，就可以促進血液循環並放鬆身體。如果不確實進行這個動作，就會形成是「按摩肌肉疼痛」的原因。如果花時間確實做好這個動作，僵硬的肌肉也會比較容易揉開。

2 需要用力的時候，就妥善地運用自己的體重吧！如果只把力量加諸於手指，也會形成手指疼痛的原因。

3 只要視情況之必要，靈活運用精油、化妝水、乳液等，就能讓按摩更具效果。

4 不要持續做到感覺到疼痛為止。做到「舒適疼痛感」的程度即可。

第6章

消除煩惱！不要羞於啟齒

女性總是有各種不同的煩惱。
其中，生理痛是必然的。
此外，
也有人會因性交痛而感到困擾。
對於這些煩惱，
千萬不要羞於啟齒，
好好地和另一半討論、溝通吧！

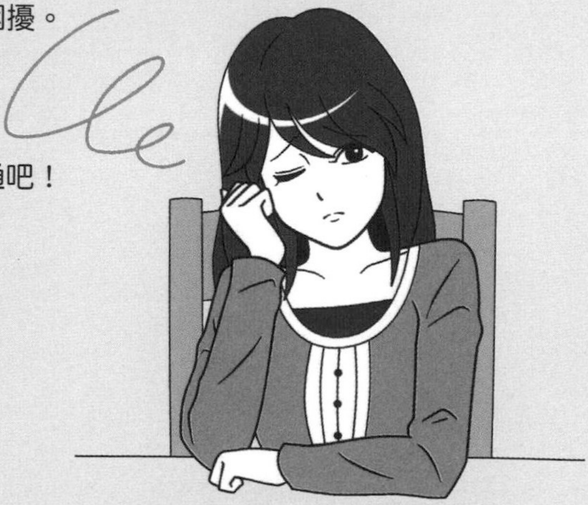

向另一半坦白自己的煩惱，不要羞於啟齒

了解彼此，相互體諒，為對方設身處地的著想是相當重要的事情。通常，雙方在一起的時間越久，往往就會產生就算自己不說話，對方也應該了解自己的任性態度。但是，人還是必須靠言語的交談，才能夠進一步地了解彼此。

女性有生理期的問題，所以會有焦慮或是感到腹痛的情況，但是，男性並沒有那樣的經驗。所以，不管女方怎麼說明，男方還是不會了解。可是，不管怎麼說，一昧地埋怨不舒服、疼痛，並沒有辦法達成雙方的良性溝通。詳細說明，讓另一半了解才是最重要的事情。

話雖如此，或許有人會覺得這些事情有點難以啟齒。但是，為了讓另一半更進一步地了解自己，老實把自己的煩惱或是困擾傳達給對方，是非常重要的事情。可是，請不要有任何責怪對方般的言語出現。不管怎麼樣，都應該好好地把自己的身體困擾傳達給另一半知道，並且和另一半一起尋求解決的辦法。

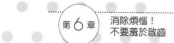

＊人都會有煩惱！

只要是女性，
或多或少都會有
生理痛的問題。
可是，生理痛的症狀
則各有不同。

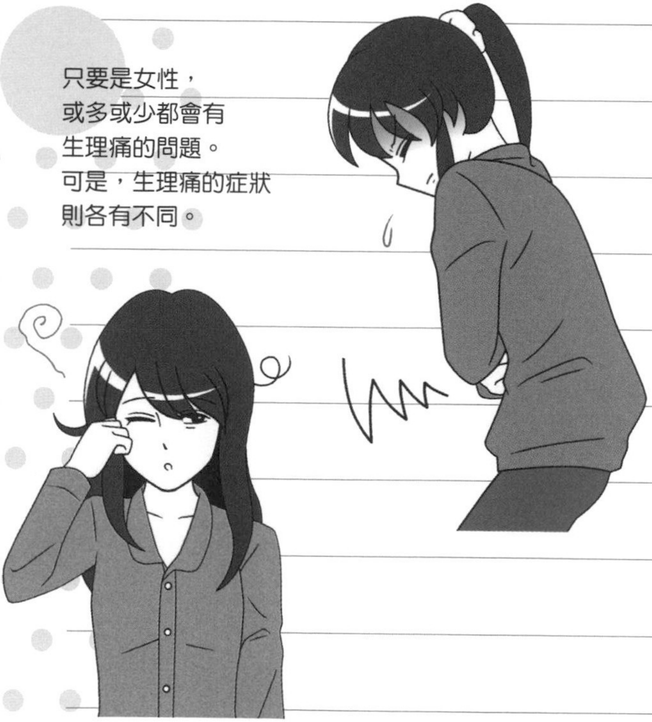

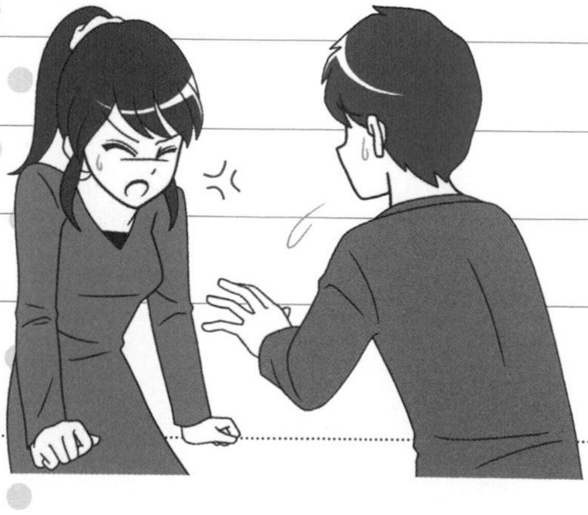

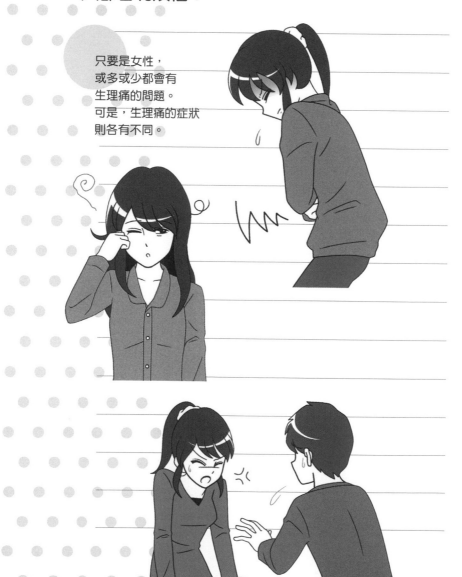

生理痛

舒緩生理痛的按摩

從排卵日開始，會更具效果。
此外，巧克力或咖啡的控制也很重要。

1
準備蒸熱的毛巾。
把毛巾放在下腹部，暫時閉上眼睛並深呼吸。

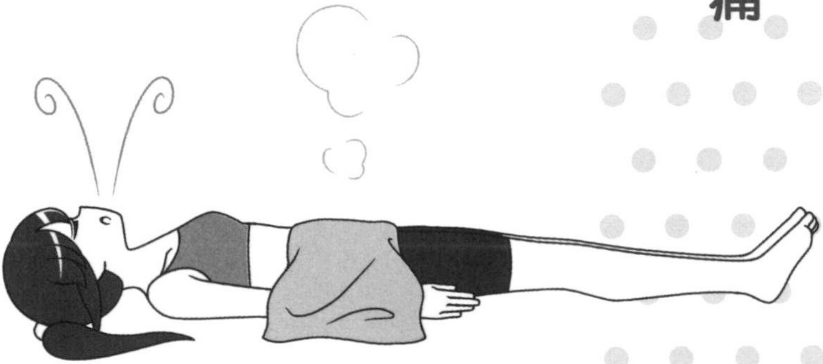

2
腹部溫熱之後，
先以肚臍為中心，
以順時針畫圓的方式
按摩2、3次。

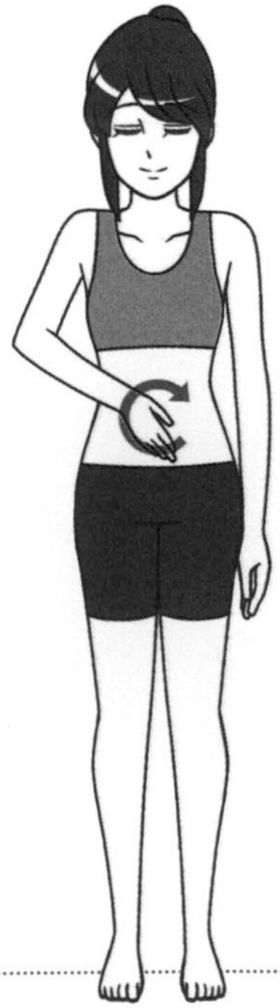

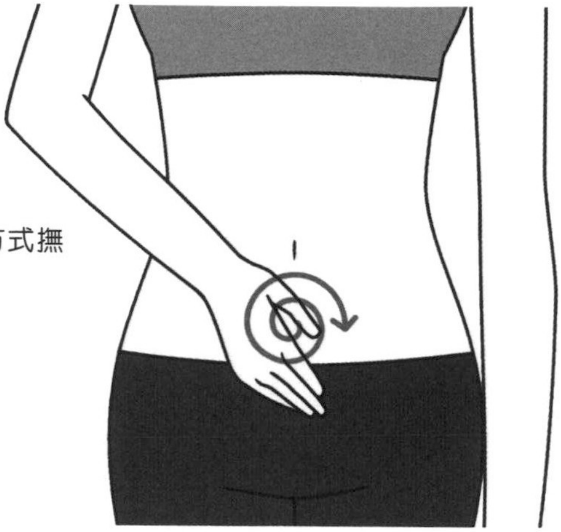

3

接著是下腹部。
以順時針畫小圓的方式撫摸下腹部3次。

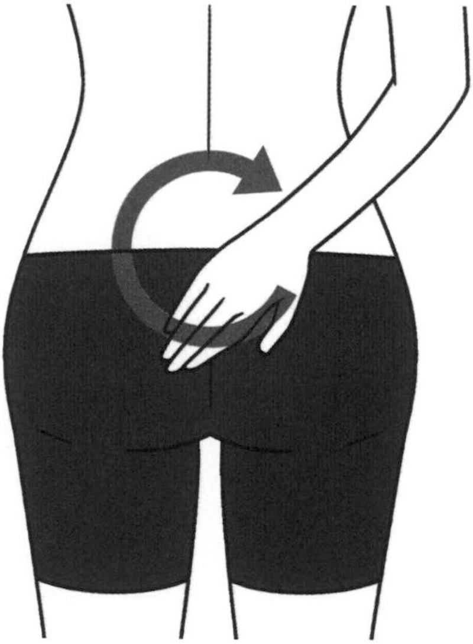

4

薦骨位於臀部正中央，
尾骨上方呈板狀的位置。
以畫圓方式，
集中按摩這裡2、3次。
接著，以螺旋方式按摩。
如果薦骨附近感到虛冷，
也可以放上小塊
的懷爐保暖。

生理痛、PMS
舒緩症狀的穴位按摩

具有影響女性荷爾蒙、促進分泌、
調整協調……各種效果。

【頭】

●百會

位置▶位在左右耳上端的連接線條的正中央。

效用▶可調整自律神經，從生理期1星期前開始刺激，會更具效果。

【手】

●合谷

位置▶位在手背上食指和拇指的骨頭交會處，略為偏向食指的位置。

效用▶對所有症狀都有效的穴位，把它記下來後，日後就會更加便利的穴位。

●內關

位置▶位在從手腕的橫紋中央，往手肘方向移動3指寬的位置。

效用▶恢復自律神經的協調，同時具有放鬆效果。

【下腹部】

●關元

位置▶位在肚臍下移4指寬的位置。

效用▶以腸胃障礙為首，對於虛冷、生理痛等女性特有的症狀亦具有效果。

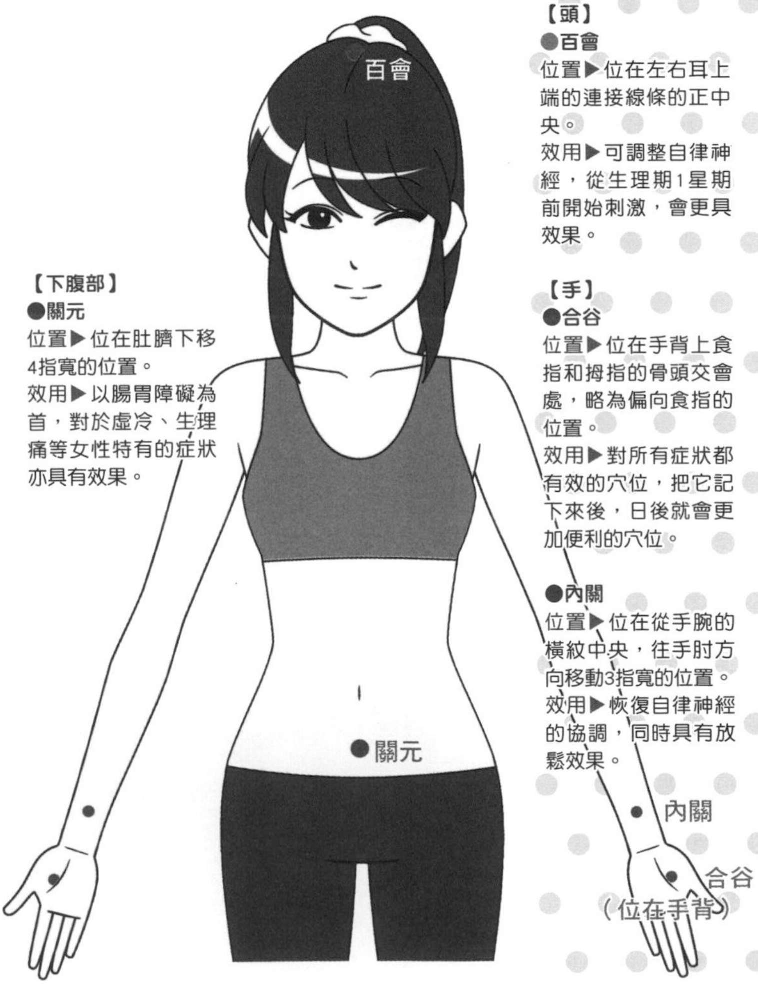

【腳】

●三陰交

位置▶位在從腳踝往上移4指寬的位置。

效用▶婦科的萬能穴位。除調整荷爾蒙協調之外，也可促進消化器官、肝臟、腎臟等作用。

●血海

位置▶位在從膝蓋內側上端上移3指寬的位置。

效用▶促進子宮和卵巢的血液循環。

●足三里

位置▶位在從膝蓋下方的凹陷處下移4指寬的小腿外側。

效用▶除了預防疾病、增強體力外，對腳部疲勞、浮腫、腸胃症狀也有效的萬能養生穴位。

●行間

位置▶位在腳的拇指和食指之間的凹陷處。

效用▶可抑制生理期間的不適、疼痛和焦慮。

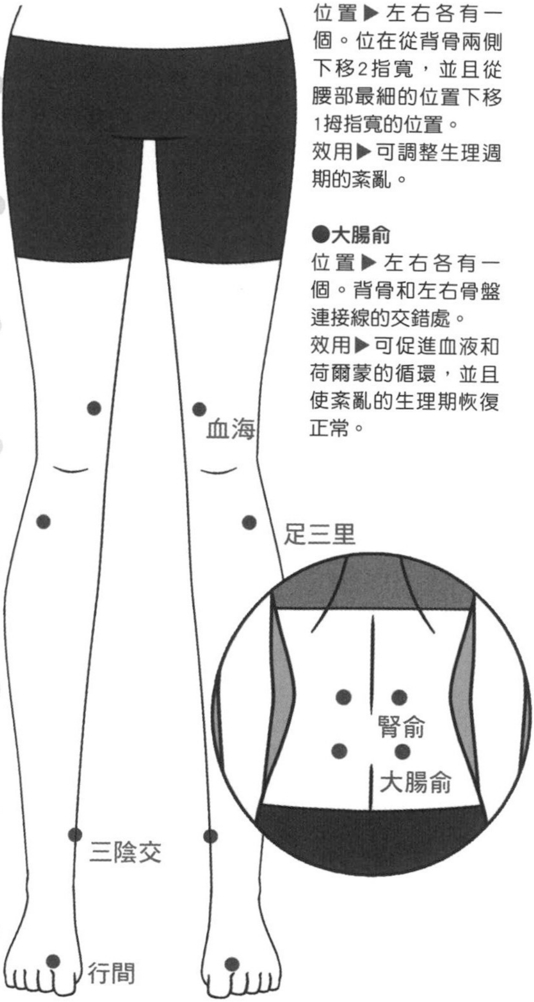

●腎俞

位置▶左右各有一個。位在從背骨兩側下移2指寬，並且從腰部最細的位置下移1拇指寬的位置。

效用▶可調整生理週期的紊亂。

●大腸俞

位置▶左右各有一個。背骨和左右骨盤連接線的交錯處。

效用▶可促進血液和荷爾蒙的循環，並且使紊亂的生理期恢復正常。

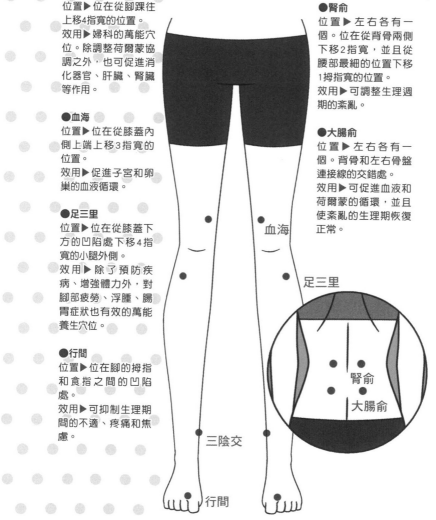

改善性交痛
會陰按摩1

自己做不來的時候，
也可以拜託另一半幫忙。
只要伸展會陰，就可有效改善性交痛。

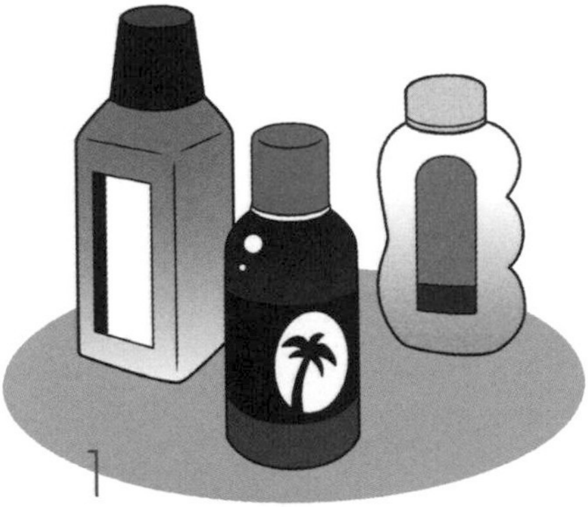

1
用手指沾點油，
把油塗抹在會陰部，
使該部位變得光滑。

【精油的種類】
油會被纖細的黏膜吸收，
所以就挑選可食用的天然油類吧！
馬油、甜杏仁油、聖約翰草油、
金盞菊油、芝麻油、
荷荷芭油、椰子油、堅果油等
都可以使用。

POINT
*
陰道和肛門之間的部位
就稱為會陰。
簡單來說就是肛門上方的部位。
由於懷孕後期也可以實施，
所以請務必把這個方法記下來。
就算生產的時候會實施
會陰切開術，
切開時所造成的損傷
也會大不相同。

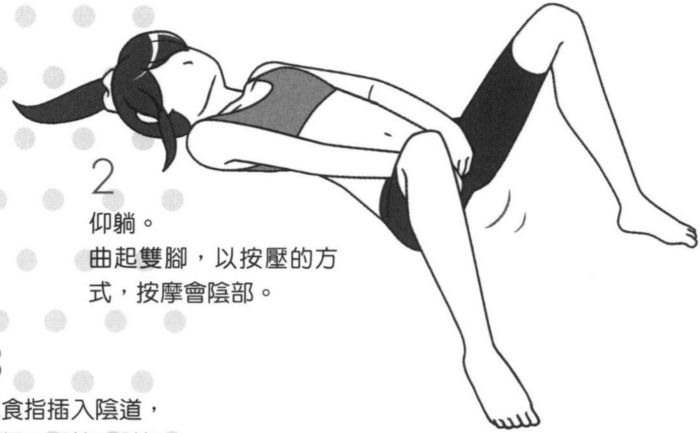

2

仰躺。
曲起雙腳，以按壓的方式，按摩會陰部。

3

把食指插入陰道，
約插入至第2關節。
肛門用力收縮、放鬆，
藉此增強陰道組織、肌肉、
會陰部皮膚的持久性。

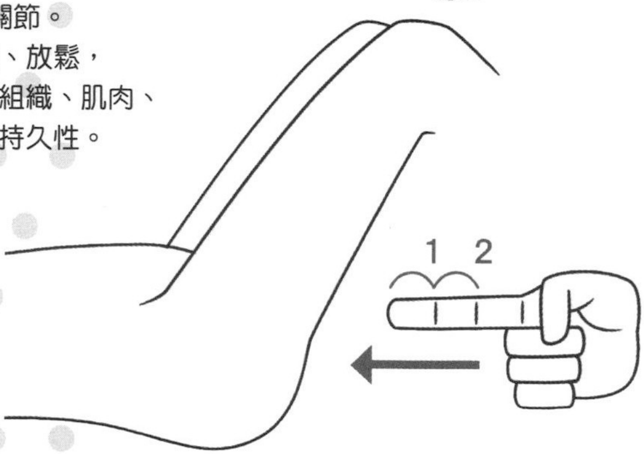

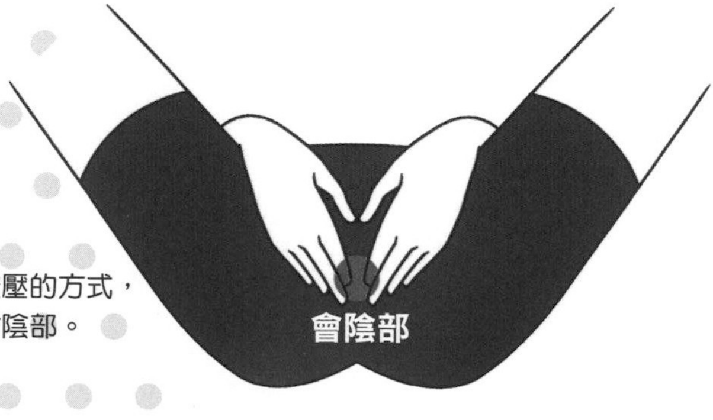

4

最後，
再以按壓的方式，
按摩會陰部。

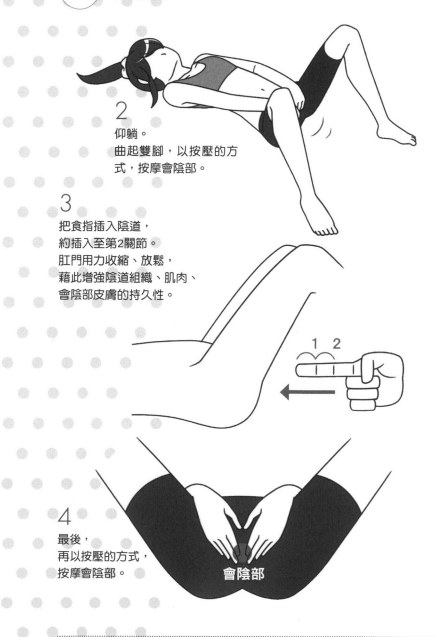

會陰按摩2

使用油類

讓皮膚吸收油，提高彈性、增強皮膚的會陰按摩。

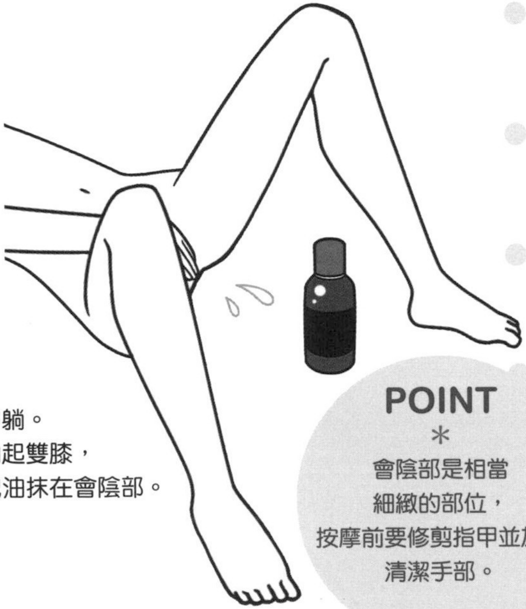

1

仰躺。
曲起雙膝，
把油抹在會陰部。

POINT
*
會陰部是相當
細緻的部位，
按摩前要修剪指甲並加以
清潔手部。

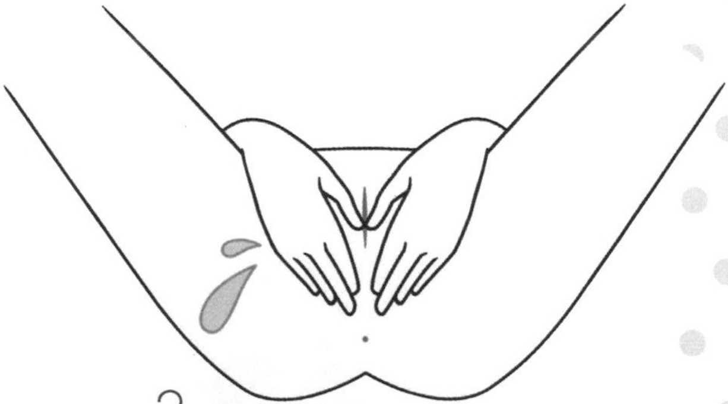

2

輕輕按摩會陰部整體。
進行按摩之後，油會被皮膚吸收，
當油不夠的時候，還要再沾上一點油。

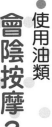

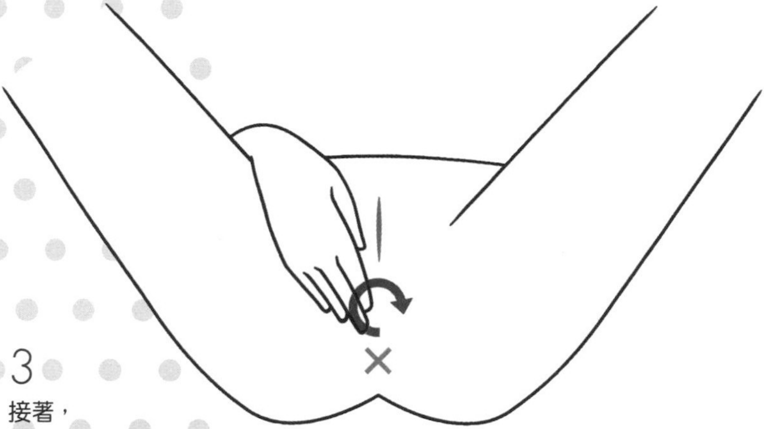

3

接著，
一邊搓揉會陰部後方，
一邊進行按摩。
可是，按摩時要避免手指接觸到肛門部分。

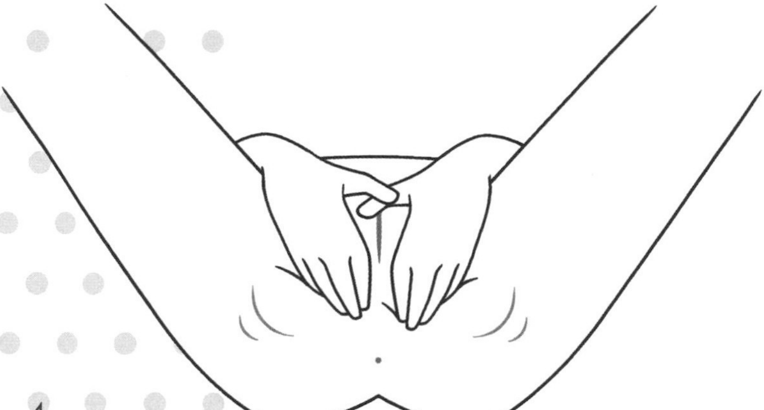

4

最後，再次按壓會陰部整體，進行按摩。

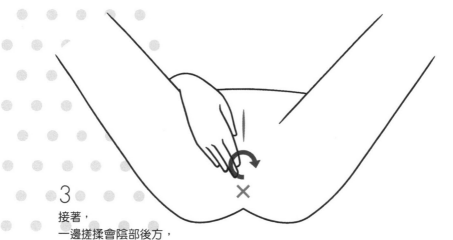

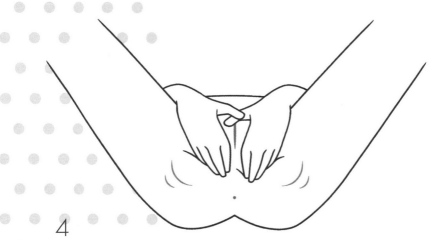

伸展
會陰按摩3

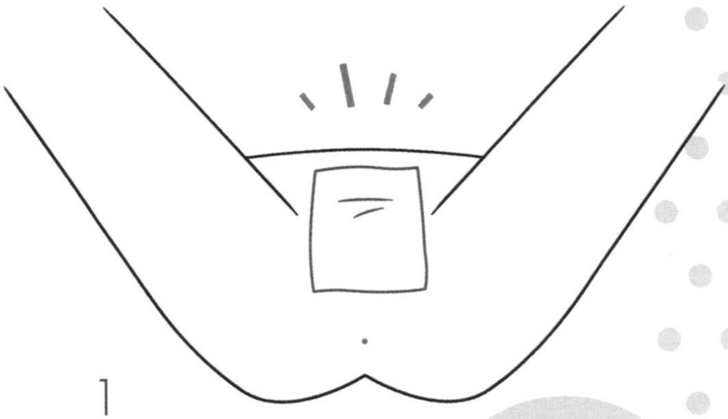

1

把油塗抹在陰道至會陰一帶，
再敷上化妝棉。

POINT
＊
只要不直接放入陰道，
亦可以使用一般使用
的化妝棉。

2

化妝棉直接擺放
30分鐘～1小時左右。
之後，務必把化妝棉拿掉。
這樣就能產生
十分好的效果了。

進行按摩時，適當就好，
不要過度勉強。

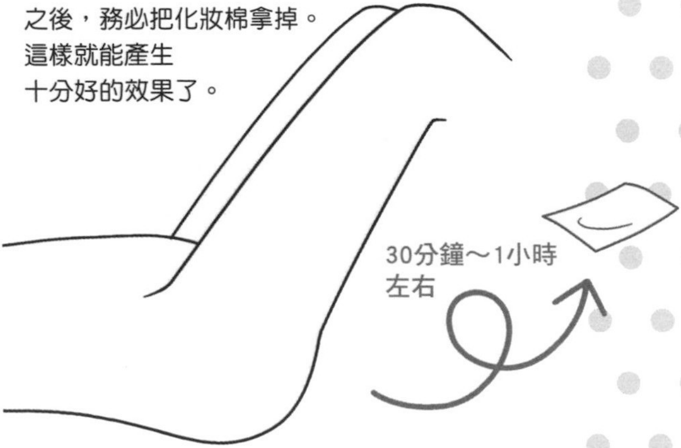

3

潤滑之後，
把沾了油的手指插入陰道，
讓自己慢慢習慣
插入的感覺。

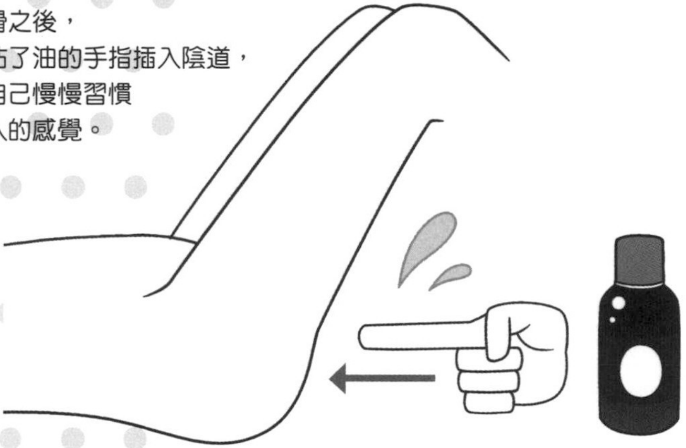

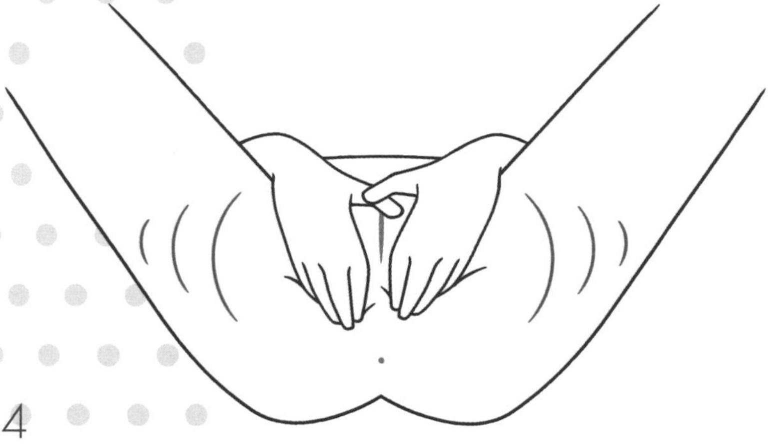

4

最後，再次按壓會陰部整體，進行按摩。

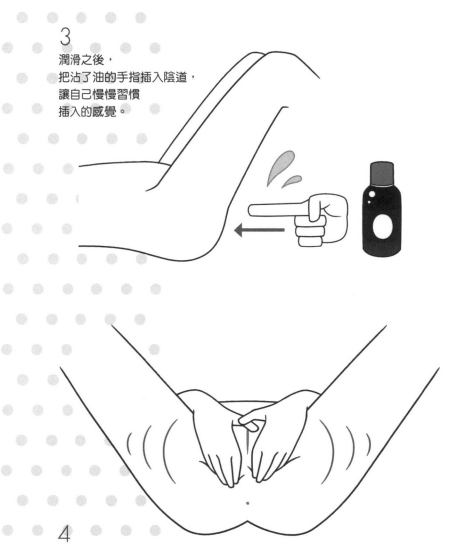

COLUMN

五臟六腑與懷孕

只要調整身體的平衡，就能提高受孕力！

在東洋醫學的概念中，五臟六腑是人體內所有內臟的總稱。五臟是指肝臟、心臟、脾臟、肺臟、腎臟，六腑是指膽、小腸、胃、大腸、膀胱、三焦。五臟和六腑會互相協助、彼此控制，藉此使身體狀態取得平衡。當五臟六腑失去平衡之後，身體就會出現某種症狀，導致身體引起某些疾病。

這個理論的原理就來自於五行說※。六腑運作後所形成的營養物質（精）會貯存在五臟的臟器當中，而六腑則是指負責運送水及食物，並進行消化吸收的臟器（清濁的篩選）。

確實調整身體內的平衡，使血液循環變好，就可以提高受孕力。因此，若要懷孕、生產就必須讓五臟六腑具有良好的協調功能，也就是健康的身體。

※五行說（詳細請參考108頁）
在古代中國思想中，由木、火、土、金、水5種元素所構成的五行。

第7章

有利男性！按摩法

按摩
可以讓身體和心靈恢復精神。
舒緩緊繃的肌肉，
不僅可轉換心情，
還能讓身心獲得放鬆。
按摩同時也是
體貼另一半的表現。

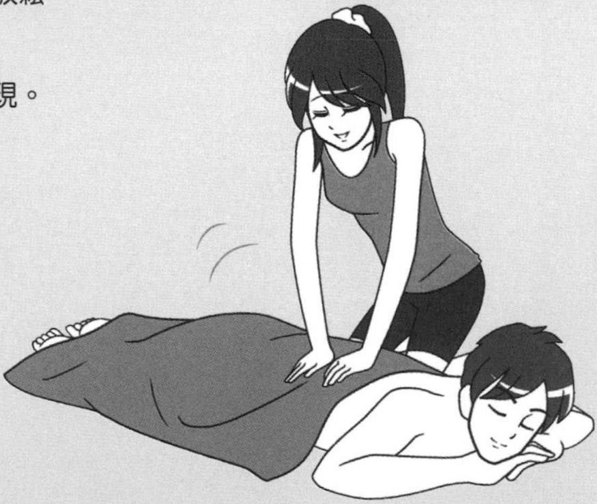

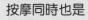

靠按摩喚醒身體，從壓力中釋放和相互撫摸的療癒

按摩的時候，手會碰觸到對方的身體。透過手的碰觸，人的心靈就可以獲得滿足。那麼，按摩可以讓身體得到什麼樣的效果呢？

1●促進血液循環

2●溫熱身體

3●促進新陳代謝

4●獲得放鬆感並恢復疲勞

甚至，按摩還可以增進彼此的情感交流，讓彼此在放鬆的按摩過程中有更多的溝通。所以，按摩是項非常好的溝通工具。

平日因為忙碌而找不到空閒時，更應該如此。只要自己會有疲累的時候，另一半也會有

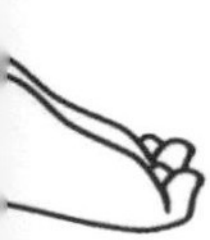

疲勞的時候。睡覺之前稍微抽出點彼此撫慰的時間，藉此讓彼此的情感更加緊密吧！

＊贏得安逸與信賴感的按摩

舒適的按摩可提高分裂肌膚細胞時所需的成長荷爾蒙的分泌，同時提升免疫力。

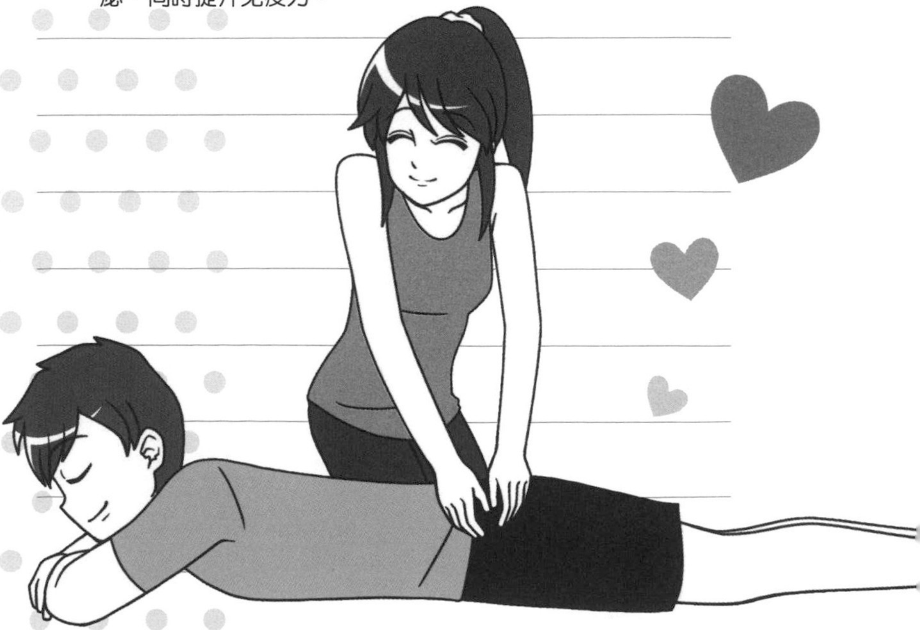

有利於男性的穴位按摩 1

腹部周圍的按摩

集中按摩腹部，
讓身體感到溫熱。
可消除壓力，並振奮精神。

1

讓另一半趴著，從頸部後方開始按摩。
使用整個手部揉捏頭髮的髮際。
重覆抓5秒、放開5秒的動作3次。
在頸部肌肉的上中下各進行3次。
這樣就可以獲得放鬆。

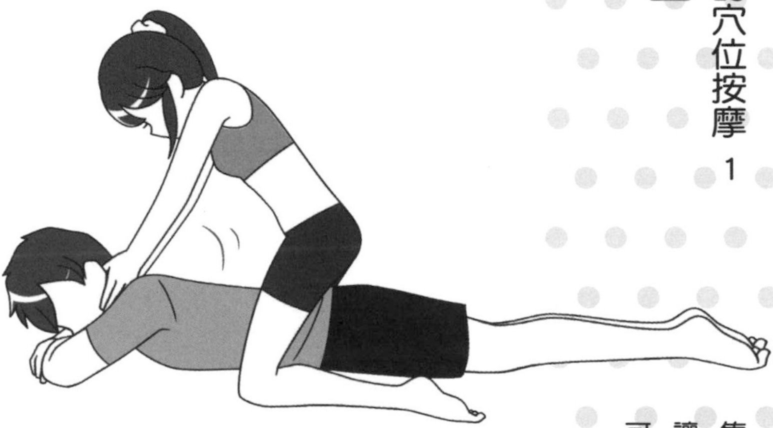

2

接著，讓另一半仰躺。
首先，用雙手的
手掌輕柔地撫摸，
使身體溫熱。
以肚臍為中心，
朝順時針方向畫圓。

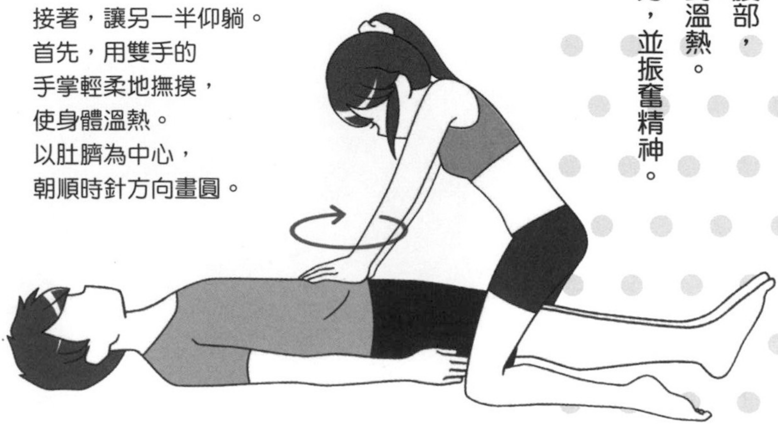

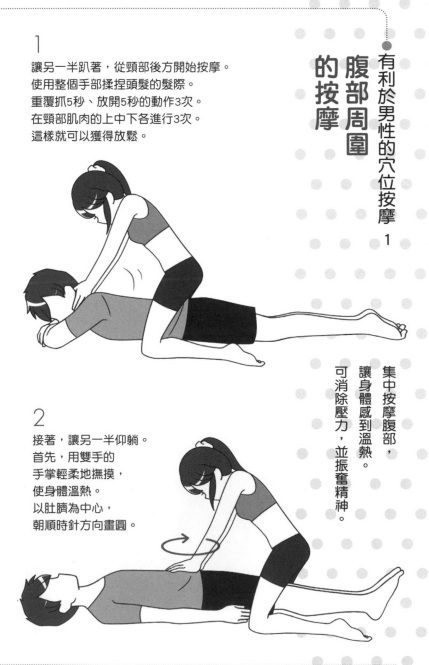

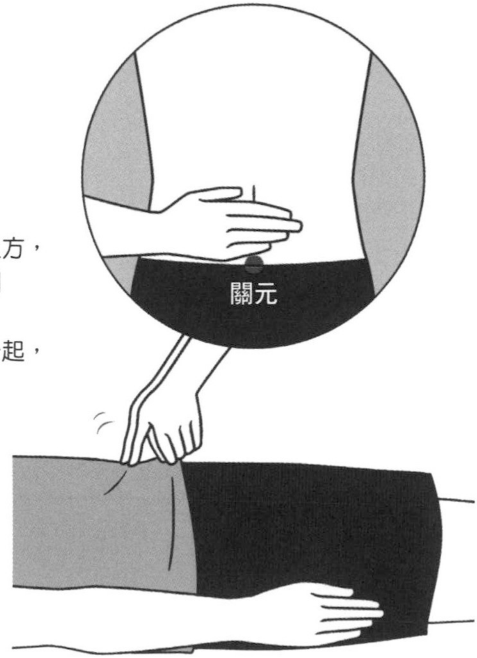

3

「關元」位在肚臍下移4指寬的位置，只要把食指放在肚臍上方，就可以在小指部位找到「關元」這個穴位。把雙手的拇指重疊在一起，慢慢地輕按這裡。女性可改善生理痛，男性則可以改善ED或性功能障礙等問題。

4

沿著肋骨下方的骨頭，用拇指以外的4根手指，從胸下輕柔地往外側撫摸。慢慢地撫摸5次。
最後，雙手的手掌交疊，以肚臍為中心，朝順時針方向畫圓。

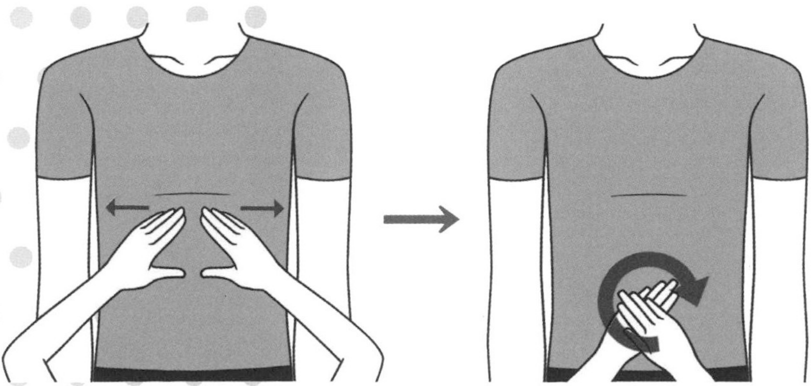

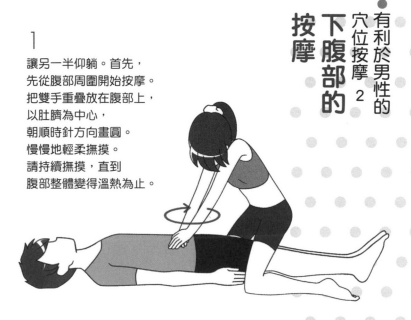

有利於男性的穴位按摩 2
下腹部的按摩

精力衰退或缺乏自信時，
「大赫」是相當有效的穴位。

1

讓另一半仰躺。首先，
先從腹部周圍開始按摩。
把雙手重疊放在腹部上，
以肚臍為中心，
朝順時針方向畫圓。
慢慢地輕柔撫摸。
請持續撫摸，直到
腹部整體變得溫熱為止。

2

接著，輕輕地
按壓相同部位。
尤其是僵硬的部分
更要仔細按壓。
藉此就可
消除全身的疲勞、
虛冷等問題。

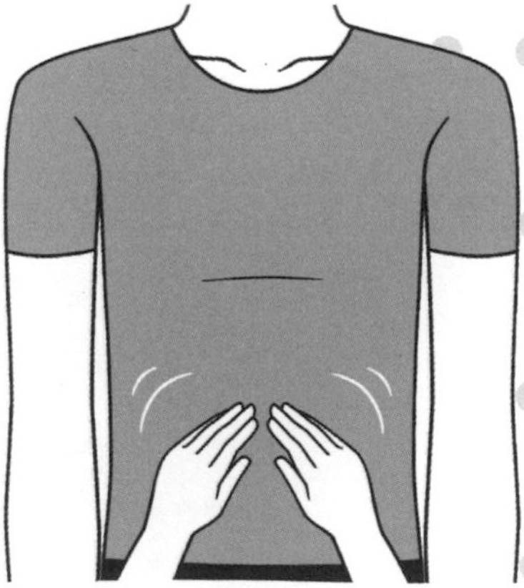

3

「大赫」位在恥骨
往上移1根拇指的位置，
左右各有2個。
就是從肚臍往下8公分，
再往左或右移動5釐米的位置。
這個穴位對男性荷爾蒙及
精液的製造功能具有很大的作用，
所以只要刺激這裡，
就可以激發精力和活力。
這裡是因ED的特效穴位
而聞名的穴位。
把食指、中指、無名指併攏，
用指尖輕輕按壓下腹部。
關鍵是要配合對方的呼吸，
在吐氣時進行按壓。

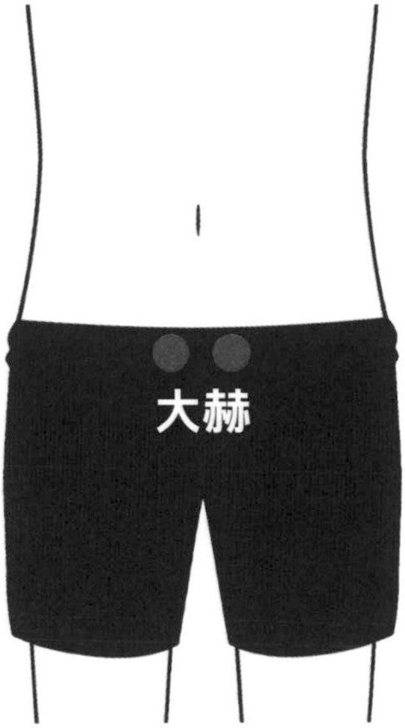

4

手握拳，輕輕敲打腹部整體。
最後朝順時針方向撫摸腹部整體。

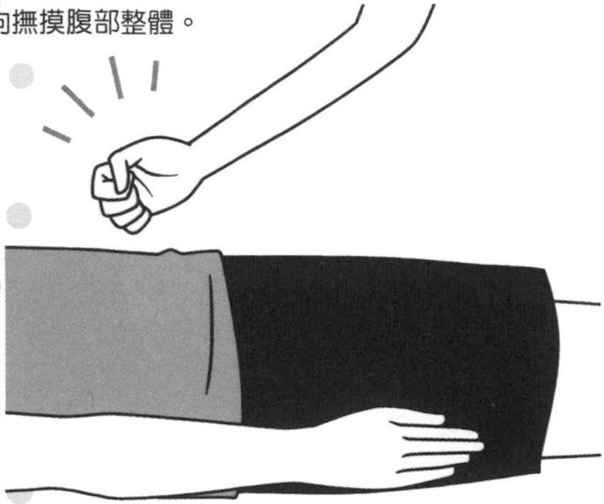

有利於男性的穴位按摩 3

手的按摩 1

位於左手無名指的「關衝」。
只要刺激這裡，
就能提高荷爾蒙的分泌力。

1

讓另一半仰躺。
把雙手的拇指、食指合起來，擺出三角形的形狀，
並放在腹部上方。
請另一半慢慢地深呼吸2、3次。
這個時候，請利用放置的手確認腹部鼓起的情況。
如果腹部鼓起的程度不夠，
就再請另一半進行2、3次。
深呼吸可以適度提升體溫，同時還能促進血液循環。

＊進行深呼吸的關鍵

不要突然吸氣，
而是要以把體內的空氣完全排出至體外的感覺，
把空氣完全吐出。
然後再大口吸氣，
讓腹部鼓起、膨脹。

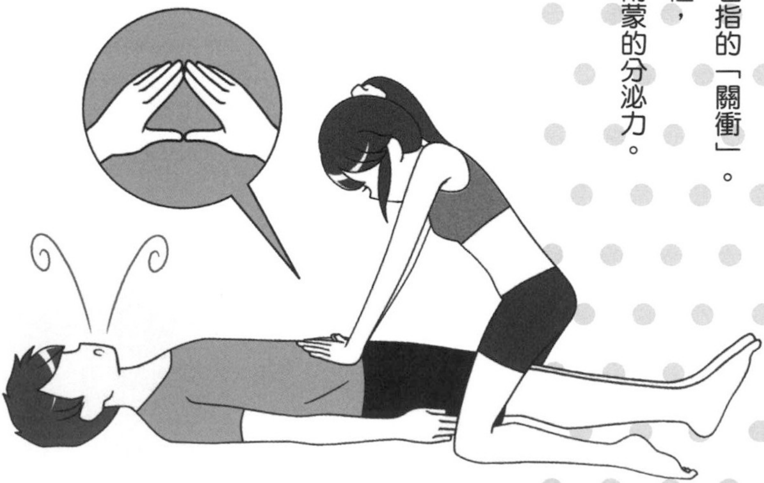

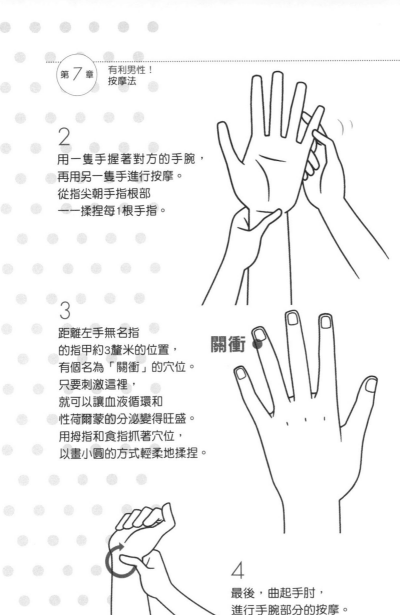

2

用一隻手握著對方的手腕，
再用另一隻手進行按摩。
從指尖朝手指根部
一一揉捏每1根手指。

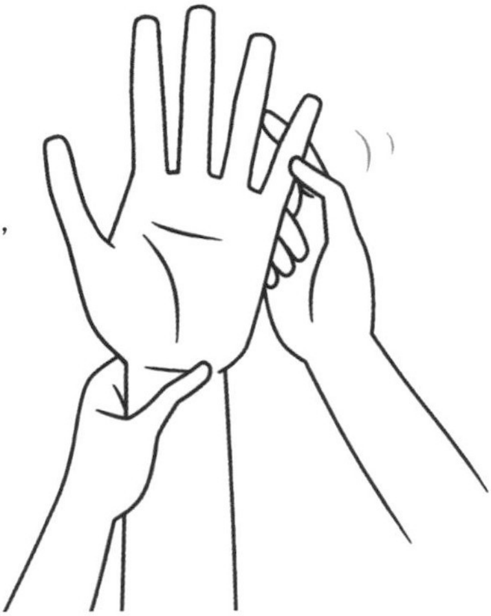

3

距離左手無名指
的指甲約3釐米的位置，
有個名為「關衝」的穴位。
只要刺激這裡，
就可以讓血液循環和
性荷爾蒙的分泌變得旺盛。
用拇指和食指抓著穴位，
以畫小圓的方式輕柔地揉捏。

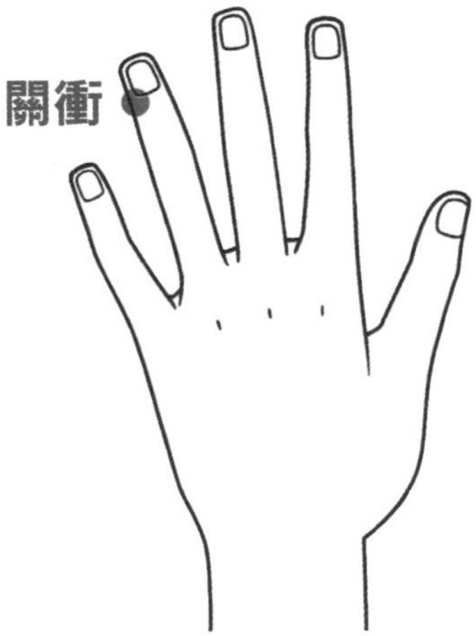

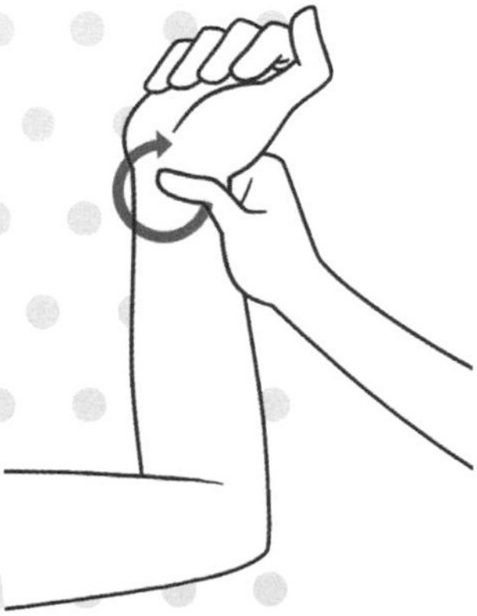

4

最後，曲起手肘，
進行手腕部分的按摩。
用拇指一邊畫小圓，
一邊仔細地按摩手腕整體。

有利於男性的穴位按摩 4

手的按摩2

1

讓另一半仰躺。
握著另一半的手腕，從手腕撫摸至手肘，
再從手肘往肩膀方向撫摸。
手肘是容易乾燥
的部位，
所以也可以
事先塗上精油
或乳液。

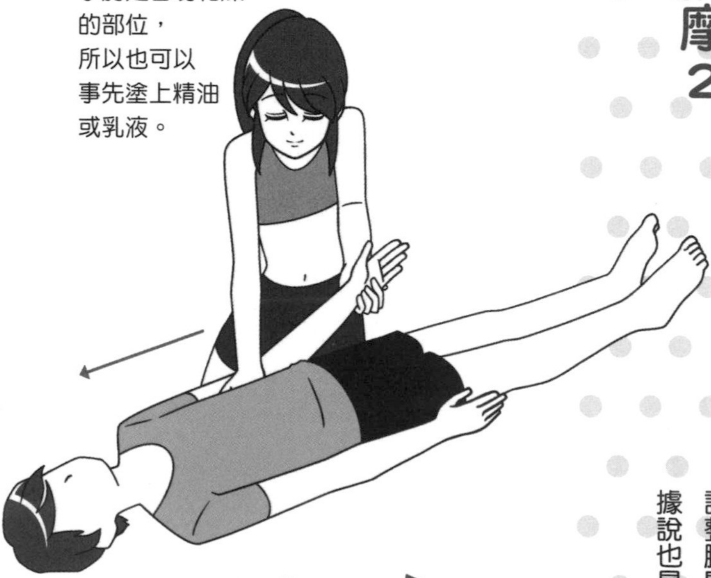

2

用單手握住
另一半的手腕，
再用另一隻手
推揉手指的根部，
一根根地仔細按摩。

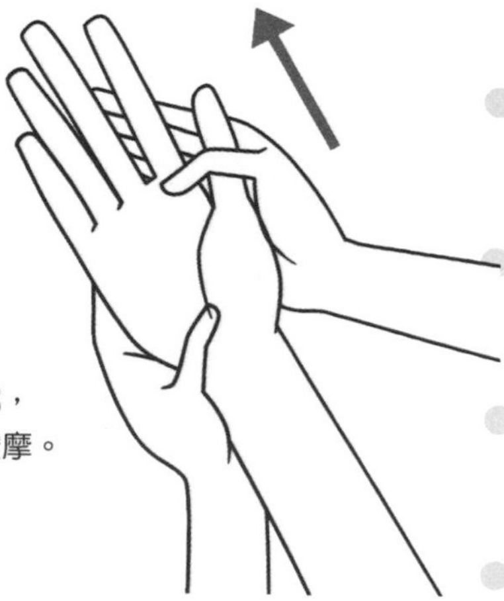

「商陽」具有提高勃起力、
調整腸胃的功能，
據說也具有防止睡意的效果。

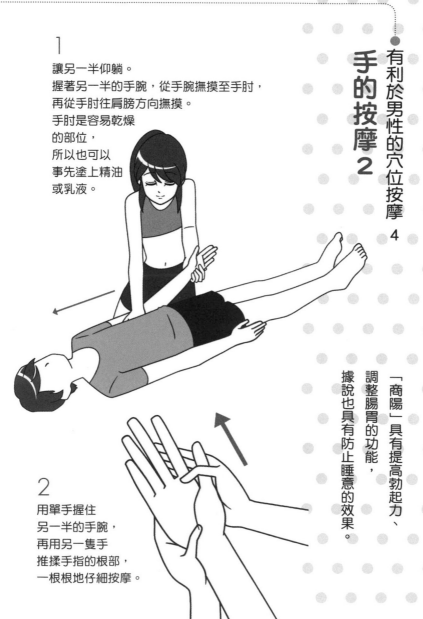

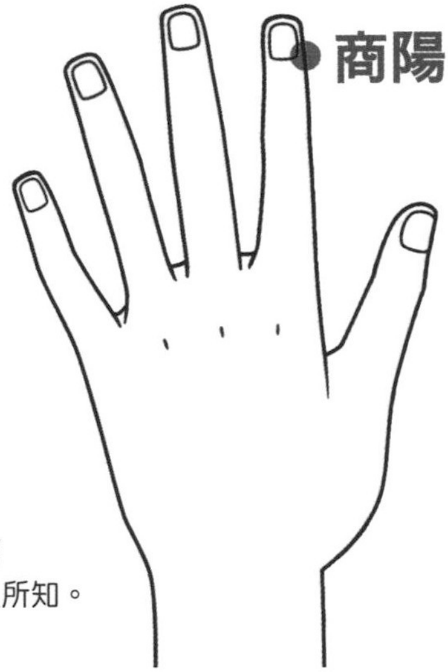

3

「商陽」是位於食指
的指甲根部，偏向拇指
方向的穴位。
以按壓1秒、放鬆1秒
的方式進行按摩。
左右的穴位各按摩10次。
用食指和拇指掐住手指，
以略強的力道進行按壓。
這個穴位自古以來便因具有
強壯男性精力的效果而為人所知。

4

接著是「合谷」的穴位。
從「商陽」沿著食指，
往下延伸至手背的部位就是「合谷」。
「合谷」又稱為
「萬能穴位」，
具有改善頸部或
肩膀僵硬、感冒、
調整腹部狀態、
精神性症狀的效用。
只要用拇指輕輕按壓
這裡即可。

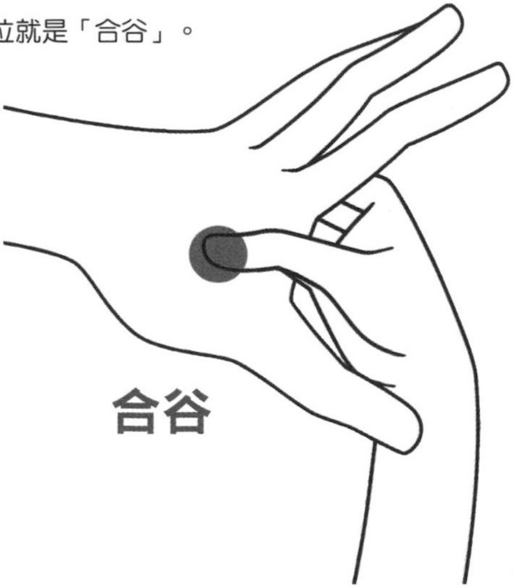

有利於男性的穴位按摩 5

脊背的按摩

1

讓另一半趴著。
臉部轉向側面，
手臂自然擺放在身體兩側。
用拇指一邊畫小圓，
一邊按摩背骨的兩側。
從腰部上方開始，
按摩至最上方後，
一邊以輕輕撫摸的方式，
一邊回到起點。
如果有僵硬的部分，
就用雙手仔細地舒展。

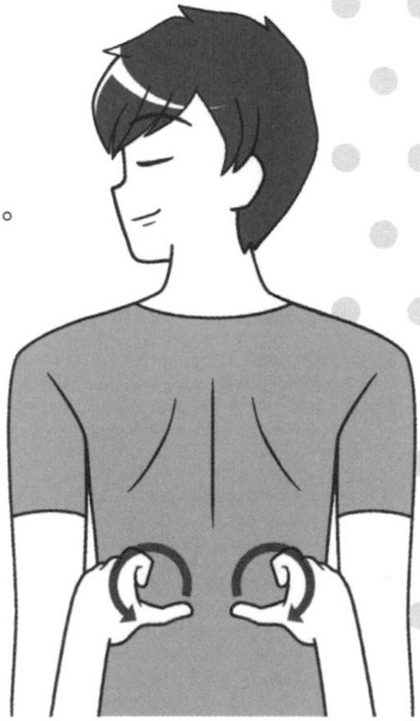

2

「命門」是位於
肚臍正後方，
背骨和背骨
之間的穴位。
除了可恢復疲勞、
改善腰痛、虛冷、
腹瀉等症狀外，
也具有改善
精力衰減的效果。
用拇指進行
按壓揉捏即可。

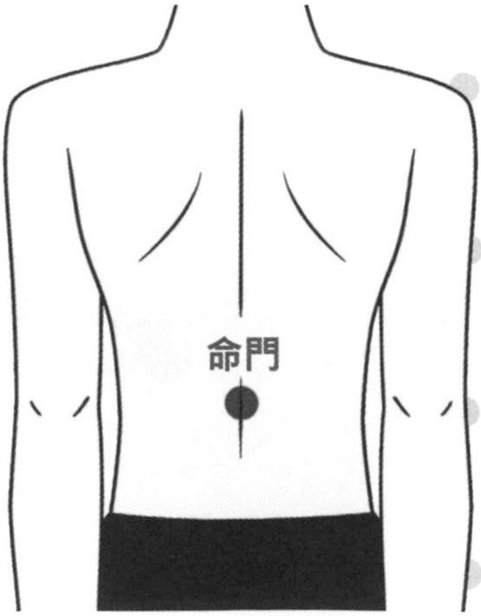

「命門」和「腎俞」具有調整鬱積的氣血循環，並具有使衰退的體力和氣力提升的效果。

3

接下來是名為
「腎俞」的穴位。
位於距離「命門」
2指寬的左右兩側。
這是與腎臟相關的穴位，
同時也可調整荷爾蒙協調
及自律神經，
所以對於女性的生理不順
或生理痛，以及男性的ED、
早洩都有效果。
直接用拇指
進行按壓揉捏即可。

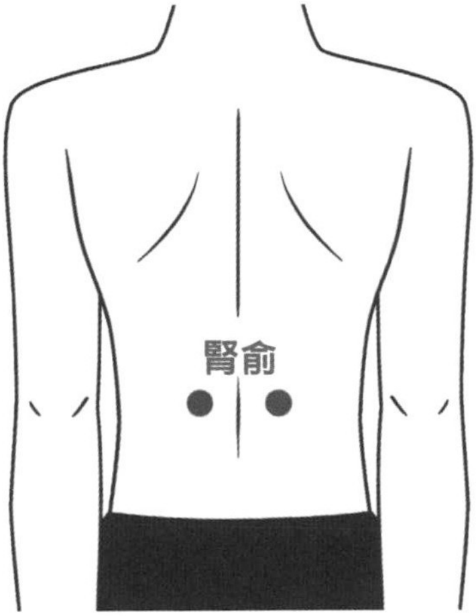

4

最後是臀部。
讓另一半的單隻腳像青蛙一樣曲起，
確實揉捏坐著的時候
會接觸到椅子的部分。
如果有僵硬、
無法揉散的肌肉，
也可以使用手肘強力
地按壓。

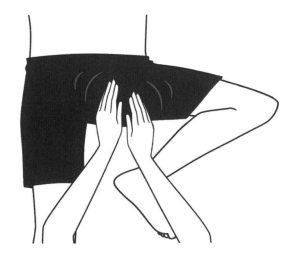

腳的按摩1

「三陰交」是攸關生殖器、荷爾蒙分泌的穴位。

1

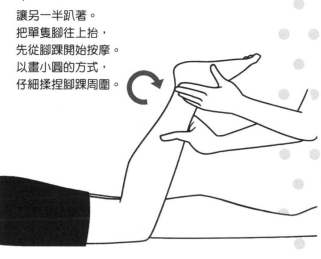

讓另一半趴著。
把單隻腳往上抬，
先從腳踝開始按摩。
以畫小圓的方式，
仔細揉捏腳踝周圍。

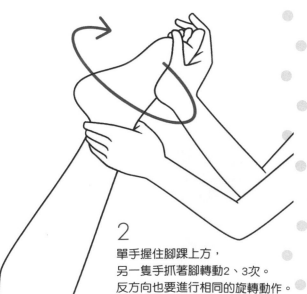

2

單手握住腳踝上方，
另一隻手抓著腳轉動2、3次。
反方向也要進行相同的旋轉動作。

3

「三陰交」位在距離腳內側
的腳踝4指寬的位置。
除了消化器官的症狀之外，
對於生理不順、
經痛、不孕、異常出血、
陣痛誘發等所有婦科疾病
都有療效，在男性方面，
同時也是經常用來改善ED等
性功能障礙的穴位之一。
直接用拇指加以按壓即可。

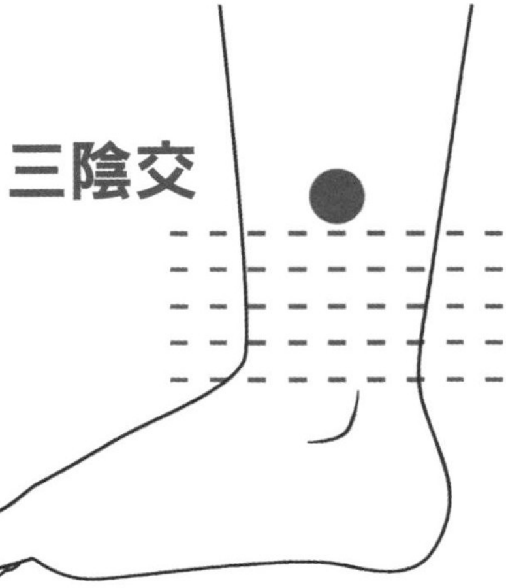

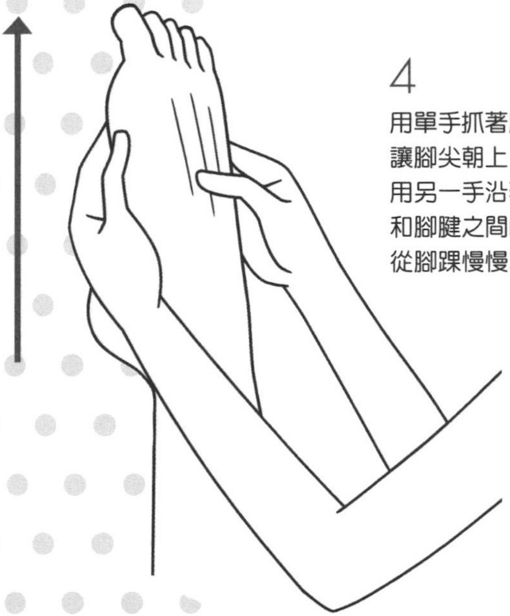

4

用單手抓著腳底，
讓腳尖朝上。
用另一手沿著腳腱
和腳腱之間的溝，
從腳踝慢慢朝腳尖按壓。

有利於男性的穴位按摩 7
腳的按摩2

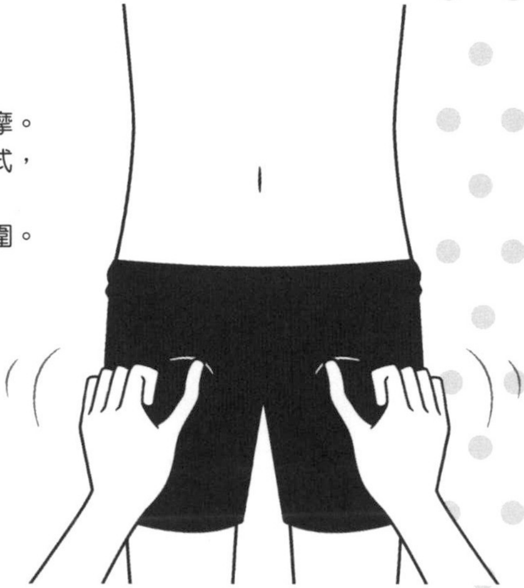

1
從髖關節的
周圍開始按摩。
以揉捏的方式，
利用拇指
揉捏關節周圍。

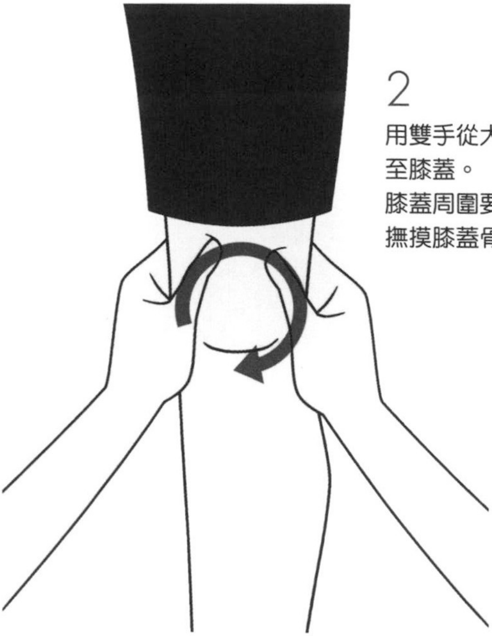

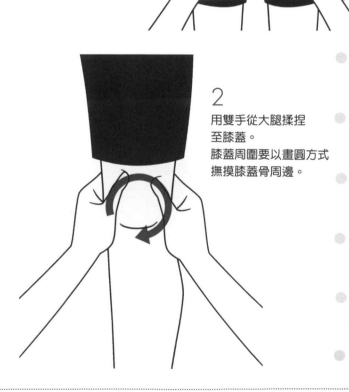

2
用雙手從大腿揉捏
至膝蓋。
膝蓋周圍要以畫圓方式
撫摸膝蓋骨周邊。

「築賓」的「築」具有打造地基、堅實牢固的意思，「賓」則是膝蓋骨的意思。

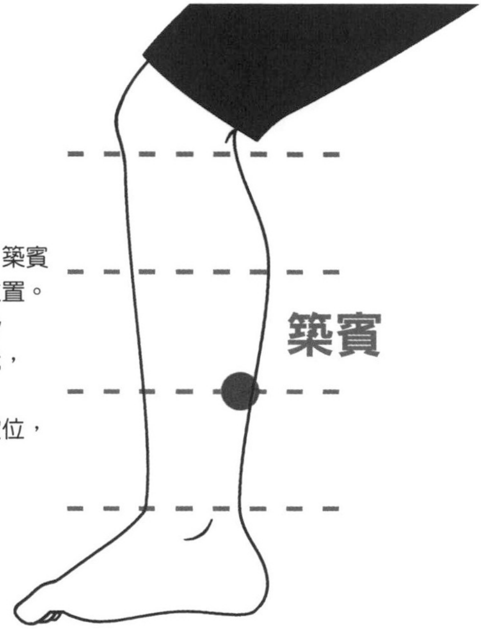

3

「築賓」是位於
小腿內側的穴位。
把「膝蓋」和「腳踝」
之間的部位分成三等分，築賓
就位在下方三分之一的位置。
「築賓」可以改善下半身
的血液循環，對男性來說，
「築賓」同時也是可以
恢復精神、改善體力的穴位，
除此之外，
也有助於改善
虛冷、浮腫、疲勞。
直接用拇指朝腳
的中心按壓。

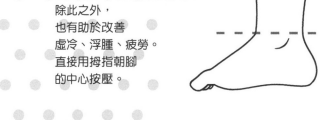

4

用雙手掐住腳尖，往外一邊拉扯，一邊搓揉，
最後在腳尖放開雙手。
這樣的動作需重覆2、3次。

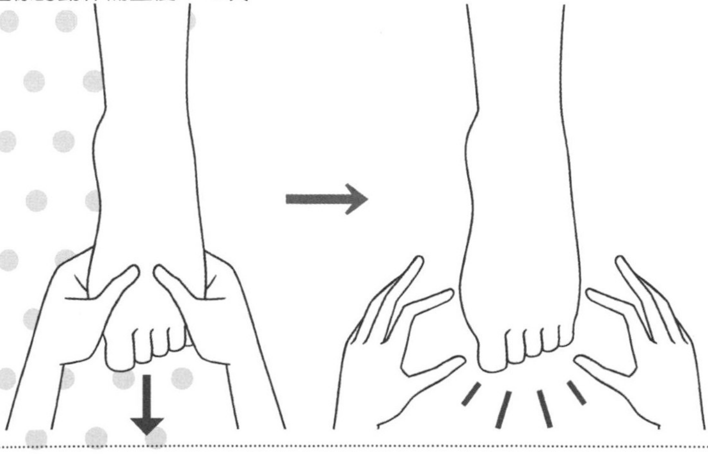

PROFILE

原 幸夫（Hara Yukio）

いいだ整骨院・針灸院・いいだ脊骨神經醫院院長
いいだ Care & Cure株式會社董事長
畢業於東洋針灸專門學校。具柔道整復師、針灸師、按摩指壓師多重身分。
持有脊骨神經醫學「脊骨關節整復技術」之頂級認證。身兼照護專業經理（Care Manager）。

●作者部落格：パンダのつぶやきカッパのぼやき　http://tsubuyaki.panda.sunnyday.jp/

●主要著作：『任何人都做得到！駝背迅速矯正200%基本技巧』（台視文化）、『從頭到腳痠痛全消的解痛拉筋操』（繪虹企業）、『ねこ背がスッキリ治る本』（中経の文庫・中経出版）、『1日5分のトレーニングでねこ背は治る！』（TJMOOK）、『1日5分！ねこ背を治せば10歳若返る！』(祥伝社黄金文庫)。

TITLE

倆人按摩+伸展操　健康寶寶應孕而生

STAFF

出版	瑞昇文化事業股份有限公司
監修	原 幸夫
譯者	羅淑慧
總編輯	郭湘齡
責任編輯	黃美玉
文字編輯	黃雅琳　黃思婷
美術編輯	謝彥如
排版	靜思個人工作室
製版	大亞彩色印刷製版股份有限公司
印刷	桂林彩色印刷股份有限公司 綋億彩色印刷有限公司
法律顧問	經兆國際法律事務所　黃沛聲律師
戶名	瑞昇文化事業股份有限公司
劃撥帳號	19598343
地址	新北市中和區景平路464巷2弄1-4號
電話	(02)2945-3191
傳真	(02)2945-3190
網址	www.rising-books.com.tw
Mail	resing@ms34.hinet.net
初版日期	2014年12月
定價	260元

國家圖書館出版品預行編目資料

倆人按摩+伸展操：健康寶寶應孕而生 / 原幸夫監修；羅淑慧譯. -- 初版. -- 新北市：瑞昇文化, 2014.12
208面；　21 x 14.8公分
ISBN 978-986-5749-86-6(平裝)

1.按摩 2.健身操 3.運動健康

413.92　　103022180